Arpit Sikri

Microcirurgia e Periodontia

Arpit Sikri

Microcirurgia e Periodontia

ScienciaScripts

Imprint

Any brand names and product names mentioned in this book are subject to trademark, brand or patent protection and are trademarks or registered trademarks of their respective holders. The use of brand names, product names, common names, trade names, product descriptions etc. even without a particular marking in this work is in no way to be construed to mean that such names may be regarded as unrestricted in respect of trademark and brand protection legislation and could thus be used by anyone.

Cover image: www.ingimage.com

This book is a translation from the original published under ISBN 978-620-2-00998-0.

Publisher:
Sciencia Scripts
is a trademark of
Dodo Books Indian Ocean Ltd. and OmniScriptum S.R.L publishing group

120 High Road, East Finchley, London, N2 9ED, United Kingdom
Str. Armeneasca 28/1, office 1, Chisinau MD-2012, Republic of Moldova, Europe
Printed at: see last page
ISBN: 978-620-7-95649-4

DEDICADO

TO

A MINHA FAMÍLIA

ÍNDICE DE CONTEÚDOS

Capítulo 1　　　　6

Capítulo 2　　　　8

Capítulo 3　　　　51

RECONHECIMENTO

Curvo-me perante o Todo-Poderoso, com reverência, humildade e gratidão pelas inúmeras e graciosas bênçãos que me foram concedidas e que me deram a inspiração e o entusiasmo para percorrer o caminho da vida.

Considero ser o meu maior privilégio e honra dever a minha imensa gratidão e respeito ao meu estimado e venerado professor e guia, **Dr. Akshey Sharma,** Professor e Diretor do Departamento de Prostodontia Oro-Maxilo-Facial, Coroa e Ponte e Implantologia Oral, Dasmesh Institute of Research and Dental Sciences, Faridkot, pela sua orientação inestimável e encorajamento inabalável ao longo deste estudo. A sua sabedoria, conhecimentos e compromisso com os mais elevados padrões inspiraram-me e motivaram-me ao longo do meu curso de pós-graduação.

É com orgulho que tenho o privilégio de reconhecer, com um profundo sentido de gratidão e devoção, o grande interesse pessoal e a inestimável orientação que me foi prestada pelo meu estimado e venerado co-orientador, **Dr. Pradeep Bansal,** Professor, Departamento de Prótese Oro-Maxilo-Facial, Coroa e Ponte e Implantologia Oral, Dasmesh Institute of Research and Dental Sciences, Faridkot, pela sua imensa ajuda e orientação durante o estudo. Sem a sua visão notável e orientação meticulosa no planeamento, trabalho e avaliação crítica do trabalho, este meu esforço não teria sido frutífero.

Um agradecimento muito especial ao **Dr. Poonam Bali,** Leitor, Departamento de Prostodontia Oro-Maxilo-Facial, Coroa e Ponte e Implantologia Oral, Dasmesh Institute of Research and Dental Sciences, Faridkot, pela sua orientação inestimável, apoio e encorajamento constantes, disponibilidade para prestar uma ajuda generosa, atenção meticulosa aos detalhes e participação ativa nesta dissertação.

Estou imensamente grato ao **Dr. Rajnish Bansal,** Leitor, Departamento de Prótese Oro-Maxilo-Facial, Coroa e Ponte e Implantologia Oral, Instituto Dasmesh de Investigação e Ciências Dentárias, Faridkot, pela sua orientação inestimável, pela sua atitude sempre útil e encorajadora.

Estou imensamente grato ao **Dr. Gagandeep Chahal**, Professor Sénior, Departamento de Prostodontia Oro-Maxilo-Facial, Coroa e Ponte e Implantologia Oral, Dasmesh Institute of Research and Dental Sciences, Faridkot, pela sua orientação inestimável, pela sua atitude sempre útil e encorajadora.

Expresso a minha sincera gratidão à **Dr.ª Rajnanda Khuller**, Professora Sénior, Departamento de Prótese Oro-Maxilo-Facial, Coroa e Ponte e Implantologia Oral, Dasmesh Institute of Research and Dental Sciences, Faridkot, pelo seu constante feedback positivo, apreciação e ajuda persistente.

É com imenso prazer que tenho a oportunidade de expressar a minha sincera gratidão ao meu respeitado Diretor **Dr. S.P.S Sodhi,** Dasmesh Institute of Research and Dental Sciences, Faridkot, pela permissão e orientação durante a realização deste projeto.

As palavras da literatura não são suficientes para agradecer aos meus venerados pais, **Dr. Vimal K Sikri e Dr. Poonam Sikri,** pelo seu amor e carinho eternos. As suas bênçãos iluminaram sempre o meu caminho durante todas as etapas da minha vida. Quero agradecer ao meu irmão mais velho, **Dr. Ankit Sikri**, e à bhabhi, Dra.

Annupriya Sikri, o amor, o encorajamento, a alegria e a gentileza que me deram e que tornaram o meu trabalho muito mais leve.

É com grande prazer que agradeço aos meus colegas **Dr. Aditi Ghai, Dr. Vikram, Dr. Rahul, Dr. Jitender e Dr. Amul** o seu apoio constante e a sua disponibilidade permanente para levar a cabo este projeto com êxito.

Por último, mas não menos importante, estou também grato aos meus amigos mais jovens, **Dr. Manpreet, Dr. Asmita e Dr. Shabnam,** pela sua ajuda na realização bem sucedida desta dissertação.

Este estudo exigiu um esforço conjunto de muitas mentes para a sua conclusão bem sucedida. Assim, aproveito esta oportunidade para agradecer as contribuições de todos aqueles cujos nomes me escaparam, mas que ajudaram a tornar esta dissertação viável.

Obrigado a todos

Dr. Arpit Sikri

1. INTRODUÇÃO

Os recentes desenvolvimentos da medicina demonstraram que a ampliação e a microcirurgia podem contribuir grandemente para a prática clínica. Nos últimos anos, ocorreu uma revolução terapêutica na cirurgia geral que exigiu a contratação de dezenas de milhares de cirurgiões e o reequipamento dos seus blocos operatórios. Esta mudança surpreendente deveu-se à aceitação da terapêutica cirúrgica microscópica e endoscópica, nomeadamente a remoção laproscópica da vesícula biliar e a reparação artroscópica da articulação do joelho. Estes procedimentos foram uma evolução natural dos avanços microcirúrgicos que tiveram lugar no início da década de 1970 e que culminaram na microcirurgia médica moderna. Atualmente, a microcirurgia é aplicada a uma variedade de operações médicas que vão desde a reimplantação de membros a procedimentos de bypass da artéria coronária.[1]

Durante a última década, a periodontia tem vindo a aperfeiçoar cada vez mais os procedimentos que exigem competências cirúrgicas mais pormenorizadas. A regeneração tecidular guiada, o alongamento cosmético da coroa, o aumento gengival, a ressecção óssea e os implantes dentários exigem conhecimentos clínicos que desafiam as competências técnicas dos periodontistas até aos limites e para além do alcance da acuidade visual. Por conseguinte, num sentido mais amplo e mais importante, a microcirurgia implica uma extensão dos princípios cirúrgicos universalmente aceites, através dos quais é possível um manuseamento suave dos tecidos moles e duros e um encerramento extremamente preciso das feridas através da ampliação. Para os indivíduos que pretendem infligir o mínimo de danos possível aos tecidos e obter uma cicatrização por intenção primária, em vez de dependerem das áreas cirúrgicas para granularem e cicatrizarem por intenção secundária, a microcirurgia é a melhor opção.

A microcirurgia é uma filosofia de tratamento cujos horizontes clínicos continuarão a melhorar com a experiência do operador e a vontade de empregar técnicas e tecnologias de ampliação ótica e ergonómicas básicas anteriormente não utilizadas. A microcirurgia periodontal necessita de modificações nas técnicas e filosofias tradicionais, que permitem alcançar resultados clínicos que os periodontistas pensavam que a ampliação ótica tinha, portanto, alargado os horizontes da medicina dentária em geral e da periodontia em particular. A melhoria da acuidade visual, tornada possível através da ampliação ótica, tornou-se parte integrante das práticas dentárias modernas.

Embora o microscópio cirúrgico tenha beneficiado claramente a medicina, os periodontistas só recentemente consideraram se o microscópio tem lugar na prática da periodontia. Esta restrição pode dever-se à falta de estudos didácticos que demonstrem benefícios, mas também pode dever-se à falta de familiaridade com as capacidades acrescidas que o microscópio cirúrgico pode proporcionar aos periodontistas.

Esta é uma tentativa de introduzir e familiarizar os periodontistas com o microscópio cirúrgico e os princípios microcirúrgicos.

2. REVISÃO GERAL

ANTECEDENTES HISTÓRICOS :

As referências à ampliação datam de há 2.800 anos, quando foram descritas no Egipto lentes simples de vidro com menisco. Em 1694, o comerciante de Amesterdão Anton Van Leeuwenhook construiu o primeiro microscópio de lentes compostas. [th]A ampliação para procedimentos microcirúrgicos foi introduzida na medicina no final do século XIX. Embora a microcirurgia seja uma parte integrante da medicina moderna, os cirurgiões não a aceitaram rapidamente. [2] O seu início remonta a 1886 com o microscópio de Zehender-Westein, desenvolvido na Alemanha para oftalmologia. [1]

Em 1921, Carl Nylen, que é considerado o "pai da microcirurgia", utilizou pela primeira vez um microscópio binocular para cirurgia do ouvido.[3] Na década de 1950, Barraquer começou a utilizar o microscópio para cirurgia da córnea. Foi só em 1960, quando Jacobsen e Suarez obtiveram 100% de permeabilidade na sutura de vasos sanguíneos de 1 mm de diâmetro para anastomose, que o microscópio cirúrgico ganhou grande aceitação na medicina.[2]

Apotheker e Jako introduziram pela primeira vez o microscópio na medicina dentária em 1978. Em 1992, Carr publicou um artigo que descrevia a utilização do microscópio cirúrgico durante os procedimentos endodônticos. Em 1993, Shenalec e Tibbetts apresentaram um curso de formação contínua sobre microcirurgia periodontal na reunião anual da Academia Americana de Periodontologia.[2]

AMPLIAÇÃO :

Saemisch, um oftalmologista alemão, introduziu a ampliação no final do século XIXth e os dentistas têm utilizado lupas binoculares na medicina dentária operatória desde essa altura.[4]

Atualmente, os dentistas têm à sua disposição uma vasta gama de sistemas de ampliação simples e complexos, que permitem melhorar a precisão das suas capacidades clínicas. Basicamente, existem dois tipos de ampliação ótica disponíveis para os dentistas.

1) Lupas de ampliação.

2) Microscópio operativo.

Cada tipo de ampliação tem vantagens e limitações; a tarefa em causa deve ser considerada ao selecionar o modo de ampliação a utilizar para melhorar a acuidade visual.

Lupas de ampliação :

As lupas binoculares simples foram registadas pela primeira vez na cirurgia geral em 1976 e Jackson, em 1897, descreveu lupas leves montadas na cabeça.[5] Atualmente, estes são os sistemas de ampliação mais comuns utilizados em medicina dentária. As lupas são fundamentalmente dois microscópios monoculares, com lentes lado a lado, inclinadas para focar um objeto. A imagem ampliada que é formada tem propriedades estereoscópicas que são criadas pela utilização de sistemas de lentes convergentes.

Embora as lupas sejam amplamente utilizadas, a sua principal desvantagem é o facto de os olhos terem de convergir para visualizar uma imagem, o que pode resultar em tensão ocular, fadiga e mesmo alterações da visão com a utilização prolongada de lupas mal ajustadas.
São normalmente utilizados três tipos de lupas de ampliação: :

1) Lupas simples :

As lupas simples são constituídas por um par de lentes de menisco simples, positivas e lado a lado. Estas lupas tendem a ser lupas primitivas com capacidades limitadas. Cada lente tem duas superfícies refractárias, uma quando a luz entra na
lente e a outra quando sai.

A ampliação das lupas simples só pode ser aumentada através do aumento dos diâmetros ou da espessura das lentes. Devido às suas limitações de tamanho e peso, não têm aplicação prática em

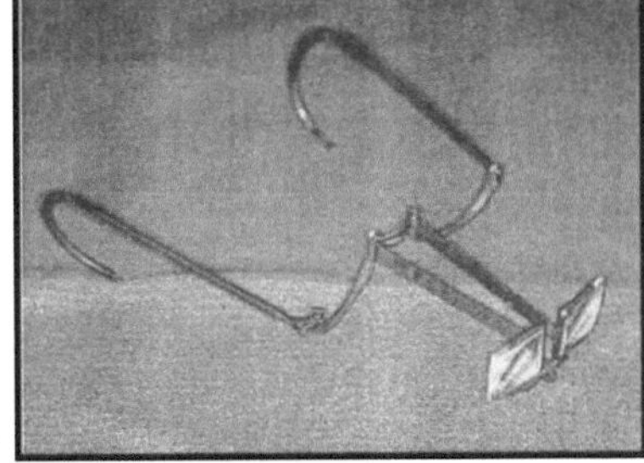

medicina dentária para além de uma gama de ampliação de 1,5 diâmetros. Neste caso, as distâncias de trabalho e as profundidades de campo ficam comprometidas. Quando posicionadas perto do olho, as lupas simples sacrificam a profundidade de campo pela distância de trabalho. Quando posicionadas perto do objeto observado, sacrificam a distância de trabalho em favor da profundidade de campo. [4] A distância de trabalho depende da distância focal entre o olho e a imagem focada e é determinada pela ótica da lupa e pelo olho do utilizador. Limitar a distância de trabalho a 11-13 polegadas evitará que o médico se aproxime demasiado do objeto, o que levaria a uma má postura de trabalho e possivelmente a dores no pescoço e nas costas.[5]

As lupas podem ser montadas de forma permanente nas lentes dos óculos ou num mecanismo de dobradiça que lhes permite serem viradas para cima quando não são necessárias. Esta dobradiça pode ser montada numa armação de óculos ou numa fita para a cabeça. As lupas fixas não permitem qualquer ajustamento e também não podem ser afastadas quando não são necessárias. No entanto, são mais leves do que as variedades com dobradiças. As lupas montadas num conjunto de dobradiças permitem ao utilizador alterar a distância pupilar horizontal, bem como a posição no plano vertical. Isto permite a adoção de uma posição confortável. O ângulo de convergência não deve, idealmente, ser ajustável pelo utilizador; é preferível que seja fixo para evitar o risco de desalinhamento causado por um ajustamento incorreto por parte do utilizador, o que pode provocar tensão ocular.

Vantagens :

1) Peso leve.

2) O mais barato.

Desvantagens :

1) Estes têm distâncias focais e de trabalho fixas, o que conduziria a uma má postura de trabalho e possivelmente a dores no pescoço e nas costas.

2) A profundidade de campo não é ajustável.

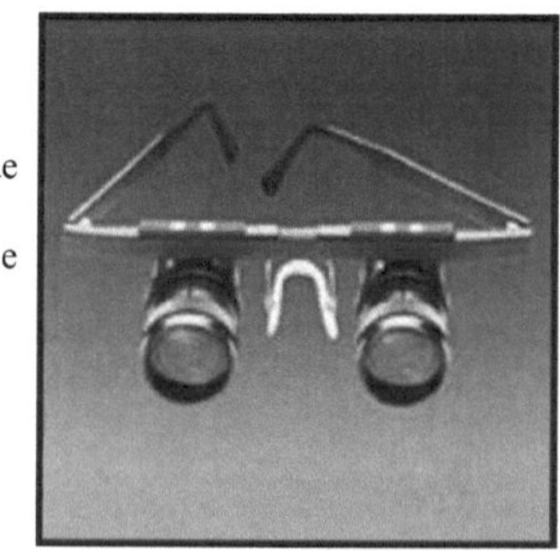

3) O desalinhamento pode causar cansaço visual.

4) Mais peso (mecanismo de dobradiça).

5) A aberração ótica e cromática é particularmente visível na extremidade da lente, especialmente nas ampliações mais elevadas.[5]

2) Lupas compostas :

Para ultrapassar as desvantagens de uma lente única, é necessário utilizar lentes compostas, como o sistema ótico de Galileu, que utiliza lentes múltiplas convergentes com espaços de ar intermédios para obter um poder de refração, uma ampliação, uma distância de trabalho e uma

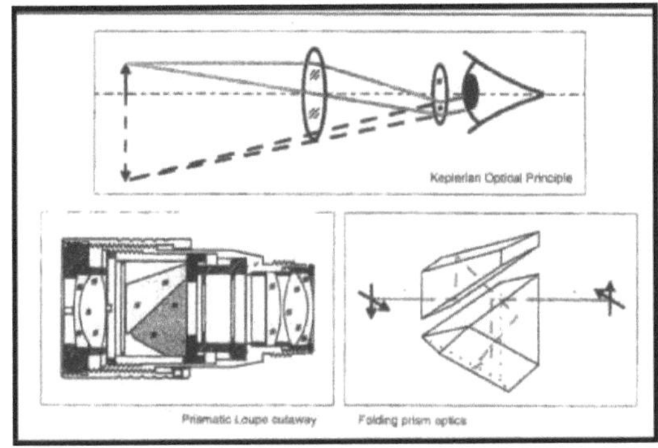

profundidade de campo adicionais. Estas lupas podem ser ajustadas às necessidades clínicas sem aumento excessivo de tamanho ou peso. As lentes compostas podem ser acromáticas, para além de oferecerem uma conceção ótica substancialmente melhorada. Esta é uma caraterística que os dentistas devem procurar quando seleccionam qualquer lupa de ampliação, porque uma lente acromática consiste em duas peças de vidro, normalmente unidas com resina transparente. A densidade específica de cada peça neutraliza a aberração cromática da peça adjacente. As lupas compostas são normalmente montadas dentro ou sobre óculos.

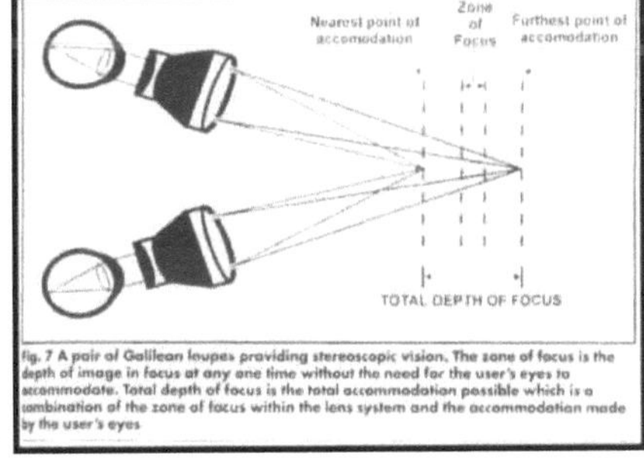

fig. 7 A pair of Galilean loupes providing stereoscopic vision. The zone of focus is the depth of image in focus at any one time without the need for the user's eyes to accommodate. Total depth of focus is the total accommodation possible which is a combination of the zone of focus within the lens system and the accommodation made by the user's eyes

3) Lupas de prisma: [4]

As lupas de prisma são o tipo de ampliação de lupa opticamente mais avançado atualmente disponível. Estas lupas contêm, de facto, prismas Schmidt ou roof-top que prolongam o percurso da luz através de uma série de reflexos de espelho dentro das lupas. Praticamente, dobram a luz de modo a que o cano da

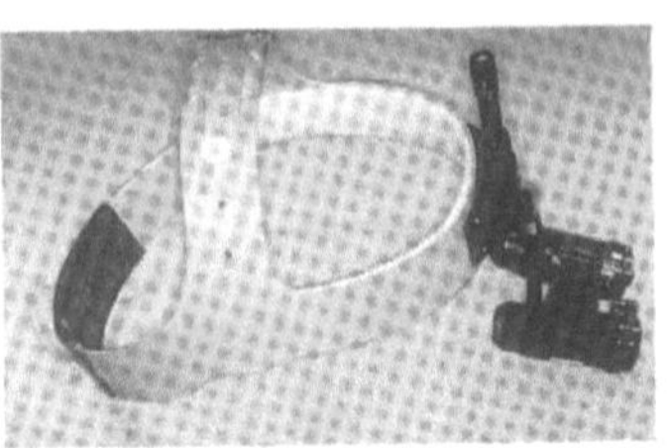
Figure 5. Binocular prism loupes.

lupa possa ser encurtado para ser montado em óculos ou numa bandolete. Estas podem proporcionar uma ampliação de 3-0x ou superior. As lupas montadas na bandolete são mais confortáveis e estáveis do que as montadas em óculos devido ao aumento do peso.

Vantagens :

1) Melhor ampliação.

2) Maior profundidade de campo.

3) Distâncias de trabalho mais longas.

4) Estas lupas produzem campos de visão mais amplos do que outros tipos de lupas.

5) Nitidez ótica superior.

Desvantagens :

1) Aumento de peso.

2) Mais caro.

Só o microscópio cirúrgico pode fornecer uma ampliação e características ópticas melhores do que as lupas de prisma.

Ampliação da lupa :

Podem ser adquiridas lupas capazes de fornecer uma vasta gama de ampliações (1,5x a 10x). As que fornecem ampliações inferiores a 2x são normalmente inadequadas para a acuidade visual necessária para a microcirurgia. Por outro lado, as lupas que fornecem ampliações superiores a 4,5x podem ser frequentemente difíceis de utilizar devido ao tamanho estreito do campo e à profundidade de focagem.

Para a maioria dos procedimentos periodontais em que é necessária uma ampliação, as lupas de 4,0x a 5,0x proporcionam uma combinação eficaz de ampliação, tamanho do campo e profundidade de focagem.[3]

Iluminação adicional : [5]

Uma boa iluminação é um elemento essencial para melhorar a visão através da ampliação. Muitos fabricantes oferecem uma unidade de luz que se fixa à lupa. A fonte de luz pode ser uma unidade de lâmpada de xénon que tem uma ligação por fio à fonte de alimentação e os autores verificaram que fornece um feixe adequadamente estreito de iluminação próxima da luz do dia. O feixe de luz é colocado entre os eixos ópticos das lupas para oferecer um campo de visão sem sombras, o que é ideal para olhar para baixo no campo de operação. A fonte de energia pode ser uma bateria recarregável, um sistema de carregamento em linha ou um transformador alimentado pela rede eléctrica. Em alternativa, a fonte de luz pode ser fornecida por um cabo de fibra ótica nas lupas ligado a uma fonte de luz alimentada pela rede eléctrica. Esta opção proporciona um feixe luminoso e fresco, mas a um custo mais elevado, e a ligação das lupas a uma fonte de luz de fibra ótica montada numa bancada pode ser restritiva para o utilizador e inibir movimentos fáceis na área de trabalho.

A vantagem da lâmpada ligada às lupas, conectada a uma bateria recarregável portátil, é que o médico pode deslocar-se facilmente pelo consultório ou entre pacientes. A iluminação suplementar melhora muito a utilização da ampliação. No entanto, o peso adicional e o calor produzido podem ser um problema. O peso acrescido de uma unidade de lâmpada montada numa lupa acrescenta cerca de 30 g a um par de lupas e uma estrutura de cerca de 100 g. No entanto, os sistemas de fibra ótica oferecem uma iluminação excelente, acrescentando menos peso extra às lupas.

Factores a considerar na seleção de lupas dentárias :

Factores a considerar nas lupas dentárias :

1. Robustez - plástico ou metal.

2. Facilidade de utilização, limpeza e desinfeção.

3. Tampas de proteção e uma alavanca basculante.

4. Distância de trabalho.

5. Peso.

6. Custo.

Factores a considerar na fixação da luz ;

1. Peso.

2. Restrição da mobilidade do utilizador.

3. Geração de calor.

4. Custo de atrito.

MICROSCÓPIO OPERATÓRIO :

O microscópio operatório oferece uma flexibilidade e um conforto muito superiores aos das lupas de ampliação, mas a sua aquisição é muito mais cara e a sua utilização é inicialmente mais difícil. Foi concebido segundo os princípios de Galileu. Estes microscópios utilizam a aplicação da lupa de ampliação em combinação com um alterador de ampliação e um sistema de visualização binocular. Assim, utiliza binóculos paralelos para proteção contra o cansaço e a fadiga ocular. Além disso, incorporam ópticas totalmente revestidas e lentes acromáticas com alta resolução e visão estereoscópica de bom contraste. Para que o microscópio possa ser utilizado em todas as áreas da boca, deve também ter uma grande capacidade de manobra horizontal e vertical com a sua fixação na parede, no teto ou no chão. As oculares inclináveis também conferem uma grande flexibilidade à utilização do microscópio em periodontia. A iluminação coaxial de fibra ótica produz um ponto circular ajustável, brilhante e uniformemente iluminado, paralelo ao eixo de visualização e sem sombras.

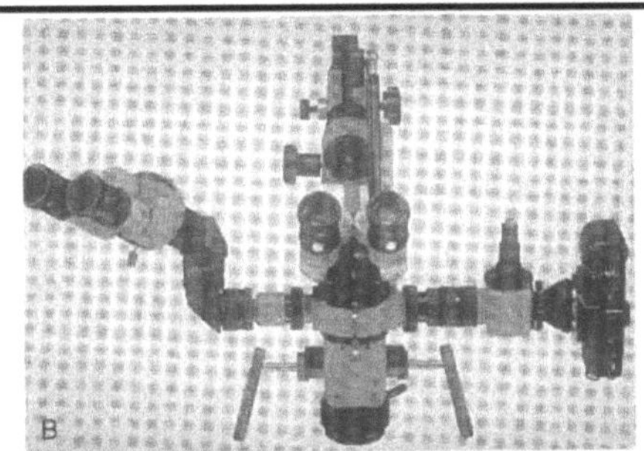

Figure 8. *A*, Basic operating Global microscope, featuring variable magnification, Galilean parallel viewing optics, and coaxial fiber optic illumination. *B*, Operating microscope with accessories, including operator inclinable eyepieces, binocular observer station, beamsplitter, video camera for microsurgery documentation, 35mm camera, microbalancing system, and operator handles.

Como funciona o microscópio cirúrgico: [6]

Para apreciar o que um microscópio cirúrgico pode fazer, é importante compreender o seu funcionamento. As quatro áreas a serem discutidas são :

1) Ampliação.

2) Iluminação.

3) Documentação.

4) Acessórios.

1) Ampliação :

A ampliação é determinada pela potência da ocular, pela distância focal dos binóculos, pelo fator de alteração da ampliação e pela distância focal da lente objetiva. As oculares estão geralmente disponíveis em potências de 6,3x, 10x, 12,5x, 16x e 20x. As oculares também têm definições de dioptria ajustáveis. As definições de dioptria variam entre -5 e +5 e são utilizadas para ajustar a acomodação, que é a capacidade de focar a lente dos olhos, e também ajudam a ajustar o erro de refração, que é o grau em que uma pessoa necessita de usar óculos de correção. A função dos binóculos é segurar as oculares. A distância interpupilar é definida ajustando a distância entre os dois tubos binoculares. Os binóculos estão frequentemente disponíveis em diferentes distâncias focais. Ao escolher as distâncias focais dos binóculos, é importante lembrar que quanto maior for a distância focal, maior será a ampliação e mais estreito será o campo de visão. Os binóculos de comprimento mais curto permitem ao operador ter um campo de visão mais amplo e estar um pouco mais próximo do doente. Também estão disponíveis com tubos rectos, inclinados ou inclináveis. Os binóculos de tubo reto são orientados paralelamente à cabeça do microscópio, enquanto os binóculos inclinados são orientados em offset, ou seja, a 450 da cabeça do microscópio, e os tubos inclináveis são ajustáveis entre 00 e 900.

Os tubos binoculares inclinados podem ser utilizados para a cirurgia maxilar, mas o operador tem de utilizar a visão indireta através de um espelho ou posicionar a cabeça do doente de forma brusca para o lado enquanto realiza a cirurgia mandibular. Os binóculos de tubo reto têm a vantagem de permitir a utilização de visão direta em ambas as arcadas. Os binóculos de tubo inclinável podem frequentemente proporcionar ao operador um conforto postural adicional durante procedimentos longos. A única desvantagem dos binóculos de tubo inclinável é o facto de serem difíceis de conceber e, como tal, podem ser bastante dispendiosos.

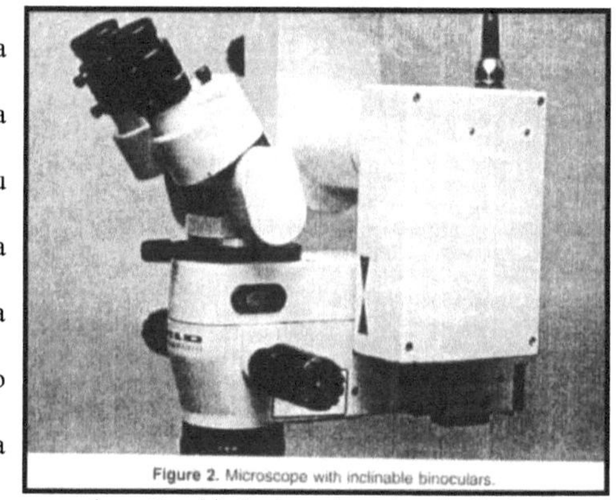
Figure 2. Microscope with inclinable binoculars.

Os comutadores de ampliação estão disponíveis como comutadores manuais de três ou cinco passos ou comutadores de zoom elétrico. Os comutadores de ampliação estão localizados dentro da cabeça do microscópio. Os comutadores manuais consistem em lentes montadas numa torre. A torre está ligada a um seletor que se encontra na parte lateral da caixa do microscópio. O mostrador posiciona uma lente em frente da outra dentro do comutador para produzir um fator ou valor de ampliação fixo. A rotação do seletor inverte as posições das lentes e produz um segundo fator de ampliação. Um comutador de três passos convencional tem um conjunto de lentes e um espaço vazio na torre sem lentes. Quando a potência da ocular, a distância focal dos binóculos e a distância focal da lente objetiva com as lentes do alterador de ampliação são tidas em conta, obtêm-se três potências fixas de ampliação; duas de cada combinação de pares de lentes e uma do espaço vazio. Um alterador manual de cinco passos tem um segundo conjunto de lentes montado na torre e produz cinco potências fixas de ampliação.

Um comutador de zoom motorizado é simplesmente uma série de lentes que se movem para trás e para a frente num anel de focagem para proporcionar uma vasta gama de factores de ampliação. Isto evita a perturbação visual momentânea ou o salto que ocorre com os comutadores manuais. Os comutadores de ampliação deste tipo são controlados por pedal ou por um botão de controlo manual localizado na cabeça do microscópio.

Antes de o microscópio poder ser utilizado, é necessário torná-lo par focal, o que significa que está focado em toda a gama de ampliação. A distância focal da lente objetiva determina a distância operacional entre a lente e o campo cirúrgico. Está disponível uma variedade de lentes objectivas com distâncias focais que variam entre 100 e 400 mm. A relação entre a distância focal e as distâncias de operação é a seguinte: [6]

Focal length	Operating distance
175 - mm	7 - inches
200 - mm	8 - inches
400 - mm	16 - inches

Recomenda-se uma lente objetiva de 200 mm porque existe espaço suficiente para colocar os instrumentos cirúrgicos e continuar perto do doente.

Estão disponíveis gráficos que explicam a ampliação no que se refere à potência da ocular, distâncias focais binoculares, factores de ampliação e lentes objectivas. Além disso, explicam como se relaciona com a profundidade de campo e o campo de visão. O médico deve selecionar os componentes ópticos adequados para satisfazer os seus requisitos. As informações podem ser resumidas da seguinte forma: [6]

1) À medida que a distância focal da lente objetiva aumenta, a ampliação diminui; o campo de visão aumenta, a distância de funcionamento aumenta e a iluminação diminui.

2) À medida que a distância focal dos binóculos aumenta, a ampliação aumenta e o campo de visão diminui.

3) Aumentar a potência da ocular aumenta a ampliação e diminui o campo de visão.

4) À medida que o fator de ampliação aumenta, o campo de visão diminui.

5) À medida que a ampliação aumenta, a profundidade de campo diminui.

Depois de considerar todos os factores que acabámos de descrever, um conjunto típico de microscópio poderia ser um com oculares de 12,5x, binóculos de tubo reto ou inclinável de 125 mm, um comutador de ampliação com zoom de potência e uma lente objetiva de 200 mm. Este conjunto permitiria ao médico operar confortavelmente a cerca de 8 polegadas do doente e numa gama de ampliação de cerca de 3x a 26x. Os controlos remotos por pedal permitem efetuar ajustes de ampliação e de focagem sem retirar as mãos ou os olhos do campo cirúrgico.

2) Iluminação :

Normalmente, a fonte de luz é uma lâmpada de halogéneo de xénon de 100 watts. A intensidade da luz é controlada por um reóstato e arrefecida por uma ventoinha. A luz é reflectida através de uma lente de condensação para uma série de prismas e depois através da lente objetiva para o campo cirúrgico. Depois de atingir o campo cirúrgico, a luz é reflectida de novo através das lentes de mudança de ampliação e através dos binóculos, saindo depois para os 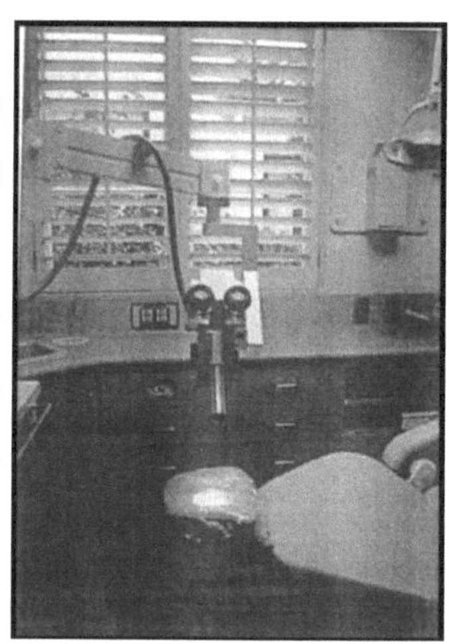 olhos como dois feixes de luz separados. A separação do feixe de luz produz um efeito estereoscópico que permite ao médico ver a profundidade de campo.

Pode ser inserido um divisor de feixe na trajetória, para fornecer luz a um acessório, como uma câmara ou um tubo de observação auxiliar. medida que a ampliação aumenta, a abertura efectiva do microscópio diminui, pelo que é necessária mais luz. Além disso, a ótica absorve mais luz com uma ampliação maior. São normalmente utilizados dois sistemas de fontes de luz[6]

1) Lâmpada de halogéneo de xénon e

2) Lâmpada de halogéneo de quartzo.

Recomenda-se um sistema de luz de halogéneo de xénon arrefecido por ventoinha, uma vez que os cabos de fibra ótica absorvem a luz e têm tendência a ser deficientes em luz. Além disso, o xénon halogéneo é brilhante e mais quente, o que é bom para os ossos e tecidos moles. Pode obter-se luz adicional aumentando a corrente eléctrica da lâmpada. A iluminação com o microscópio operatório é coaxial com a linha de visão, para que o médico possa olhar para o local da cirurgia sem ver qualquer sombra. Porque a ótica galileana foca no infinito e envia feixes de luz paralelos para cada olho - com luz paralela. Os olhos do operado estão em repouso. Assim, podem ser efectuadas operações longas sem fadiga ocular.

3) Documentação :

A capacidade de produzir diapositivos e vídeos de qualidade é proporcional à qualidade dos sistemas de ampliação e iluminação do microscópio. As câmaras registam uma imagem com a mesma ampliação e campo de visão que o operador vê. A câmara de 35 mm recebe apenas metade da luz disponível. Por isso, é necessário complementar o sistema de iluminação do microscópio, adicionando um estroboscópio sobre a lente objetiva. Ao contrário da película a cores de 35 mm, a fita de vídeo é um formato extremamente sensível e não necessita de luz suplementar.

Um complemento à radiografia final pode ser uma impressão de vídeo do caso concluído. As impressoras de vídeo podem ser facilmente ligadas a um gravador de cassetes de vídeo ou à câmara de vídeo do microscópio. Se desejado, podem ser digitalizadas diferentes imagens durante a cirurgia e posteriormente gravadas numa única impressão.

As impressões de vídeo podem ser utilizadas para educação do paciente, documentação médico-legal ou relatórios para dentistas e companhias de seguros. [6]

4) Acessórios :

São fabricados muitos acessórios para o microscópio operatório. Podem ser fixados punhos de pistola ou pegas tipo bicicleta na parte inferior da cabeça do microscópio para facilitar o movimento durante a cirurgia. Uma ocular com um campo de retículo pode ser substituída por uma ocular convencional, o que pode revelar-se uma ajuda inestimável para o alinhamento durante a gravação de vídeo e a fotografia de 35 mm.[6]

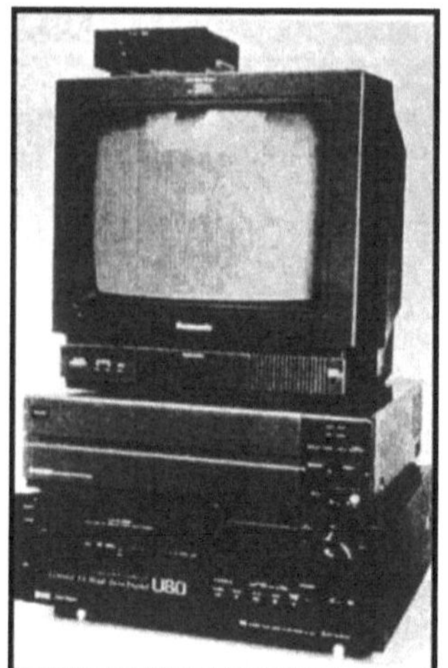

As portas de observação podem ser adicionadas através de um divisor de feixe e podem ser úteis em situações de ensino. Também podem ser adicionados monoculares ou binóculos auxiliares para o assistente dentário.

Outro acessório utilizado para facilitar a visualização de um assistente é o ecrã de cristais líquidos (LCD). O ecrã LCD recebe o seu sinal de vídeo da câmara de vídeo. Ao visualizar o ecrã LCD, o assistente vê exatamente o que o cirurgião vê, sem ter de desviar os olhos do campo cirúrgico.

Lupas versus microscópios operatórios : [4]

As lupas têm algumas vantagens em relação a um microscópio operatório, mas também têm alguns pontos em comum. As vantagens incluem o facto de serem menos dispendiosas na compra e, inicialmente, serem mais fáceis de utilizar. Tanto as lupas como o microscópio operatório melhoram a acuidade visual e são benéficos para aumentar o conforto e a eficiência através do aumento da distância ótica de trabalho. A utilização do microscópio cirúrgico pode eliminar uma série de problemas oculares, cervicais, de ombros e de costas, que são comuns aos dentistas que assumem uma distância de trabalho mais curta para aumentar a acuidade visual sem ampliação.

posicionado ligeiramente abaixo do operador para a cirurgia maxilar e ligeiramente acima do operador para a cirurgia mandibular. Isto permite ao médico olhar para baixo na direção axial

As lupas também tendem a ser menos incómodas no campo operatório e são menos susceptíveis de violar um campo operatório limpo. As vantagens do microscópio operatório incluem um maior conforto ocular do operador devido à ótica de visualização paralela do sistema Galileu, bem como a gama de ampliação variável, excelente iluminação de fibra ótica coaxial e inúmeros acessórios, tais como câmaras fotográficas e de vídeo para documentação de casos. As limitações das lupas incluem a falta de ampliação variável e o facto de poder ser necessária uma fonte de luz individual. Com as lupas, cada refração superficial numa lente resulta numa perda de 4% na luz transmitida devido à reflexão, a não ser que existam revestimentos antirreflexo para contrariar esta situação, permitindo que a lente transmita a luz de forma mais eficaz. As lupas compostas e de prisma sem o revestimento protetor podem ter uma redução de 50% no brilho.

Depois de utilizar o microscópio durante vários anos, os autores acreditam que o microscópio cirúrgico oferece muitas vantagens em relação ao uso de lupas. A comparação entre a utilização de lupas e o microscópio cirúrgico é semelhante, porque ambos permitem aos periodontistas realizar tarefas que não são possíveis sem uma melhor acuidade visual, mas as lupas não se comparam à versatilidade e ao conforto da utilização proficiente do microscópio cirúrgico.

POSIÇÕES OPERACIONAIS: [56*78]

Desde a introdução do microscópio cirúrgico na medicina no final da década de 1940, cada divisão da medicina teve de abordar o tema das posições cirúrgicas a partir da singularidade da sua própria especialidade. Os autores desenvolveram uma abordagem que utiliza a visão direta e que é prática, confortável e faz sentido em termos económicos.

A posição cirúrgica mais adequada para um determinado cirurgião é, de facto, uma combinação da posição da cabeça do doente, da posição do assistente, dos dispositivos de observação

5 Posição na cadeira de dentista :

A cadeira de dentista pode ser manobrada numa variedade de posições. A cadeira é

plano da raiz e através da superfície biselada nos dentes maxilares e para cima no plano axial

plano da raiz e através da superfície biselada nos dentes mandibulares.

do assistente, da posição do cirurgião, da posição da cadeira dentária e da posição do microscópio. A dinâmica de cada uma destas divisões tem de ser compreendida minuciosamente para se chegar a posições cirúrgicas que sejam confortáveis para o doente, o assistente e o cirurgião.

1) Posição do doente :

Não devem ser poupados esforços para assegurar que o doente se sinta confortável durante a cirurgia. Para além da anestesia profunda, deve prestar-se atenção para que os músculos da cabeça e do pescoço não sofram tensões ou torções durante a cirurgia.

O plano oclusal deve ser paralelo ao chão para a cirurgia mandibular e perpendicular ao chão para a cirurgia maxilar. A cabeça deve estar confortavelmente centrada ou ligeiramente virada na direção do cirurgião ou para longe dele.

3) Posição do microscópio :

A maioria dos cirurgiões prefere um microscópio operatório que seja montado no teto. Os braços de suspensão suportam e posicionam o microscópio nas dimensões horizontal e vertical. Os acoplamentos de fricção posicionam o microscópio e os braços de suspensão num número infinito de eixos no espaço tridimensional. A inserção de um par inclinado de 135 graus entre o braço de suspensão e a cabeça do microscópio proporciona um eixo de movimento adicional e mais versatilidade. A seleção dos binóculos é fundamental para determinar a posição correcta do microscópio. Os binóculos estão disponíveis em tubos rectos, inclinados e inclináveis. Os binóculos de tubo reto permitem uma visão direta em ambos os arcos e tornam-se mais versáteis quando combinados com um acoplador de 135 graus ou de inclinação variável. Embora os binóculos de tubo inclinado possam ser utilizados na cirurgia maxilar, oferecem a menor variabilidade e requerem a utilização de um microespelho e visão indireta na cirurgia mandibular. Os binóculos de tubo inclinável permitem uma variedade de posições entre as posições de tubo inclinado e reto. No entanto, podem proporcionar ao operador um conforto postural adicional durante procedimentos de longa duração. Por conseguinte, o cirurgião deve selecionar a posição adequada do microscópio e do binóculo que lhe permita o acesso visual necessário para realizar a cirurgia e o conforto postural.

4) Posição do cirurgião :

O cirurgião deve utilizar um banco de operador ajustável. As coxas do cirurgião devem estar paralelas ao chão para que os grandes grupos musculares estejam em repouso. Os braços do cirurgião devem estar relaxados e confortáveis. O cirurgião deve estar virado para o lado afetado do doente. Isto pode ou não significar que o cirurgião está sentado no lado afetado. Muitas vezes, o cirurgião pode obter o mesmo resultado fazendo com que o doente se vire ligeiramente para ele ou para longe dele.

5) Cargo de assistente :

Uma microcirurgia bem concebida pode utilizar três assistentes dentários. O primeiro assistente é o principal responsável pela aspiração e está normalmente sentado. O segundo assistente passa os instrumentos e está normalmente de pé. Este assistente está posicionado ao lado do lado dominante do cirurgião para facilitar a passagem de instrumentos. O terceiro assistente funciona como enfermeiro responsável e pode deixar o operador para obter instrumentos ou materiais adicionais, se necessário. O terceiro assistente também é responsável pelas funções de vídeo e fotografia. É essencial uma boa comunicação entre o cirurgião e os assistentes. O primeiro assistente ou o assistente de secção deve ter um bom acesso visual ao campo cirúrgico. Durante a cirurgia, podem ser necessários ajustes posicionais tanto para o cirurgião como para os assistentes, dependendo da localização do dente a ser tratado.

6) Dispositivos de observação de assistentes :

Na maioria das situações clínicas, o assistente pode escolher entre três dispositivos de observação. Binóculos de assistente articulados, ecrã LCD e monitores de alta resolução.

Os binóculos articulados para assistentes permitem ao primeiro assistente ou ao assistente de aspiração ver a profundidade de campo e ter a mesma acuidade visual do cirurgião. No entanto, estes binóculos são bastante dispendiosos e outra desvantagem é que, sempre que o doente move a cabeça, é necessário que o cirurgião e o assistente interrompam momentaneamente a sua concentração e reposicionem o microscópio, o que consome muito tempo.

Os ecrãs LCD podem ser colocados em linha com a câmara de vídeo do microscópio e montados num braço giratório, de modo a poderem ser posicionados em frente do primeiro assistente, na direção do campo cirúrgico. Entre as desvantagens contam-se o custo e a incapacidade de ver a profundidade de campo.

O autor sugere o uso de monitores de alta resolução devido à sua acessibilidade e praticidade e também porque todos os três assistentes têm acesso visual à cirurgia. Para maior comodidade, o monitor pode ser colocado num carrinho móvel com a impressora de vídeo e o gravador de cassetes de vídeo.

VANTAGENS DOS MICROSCÓPIOS EM MEDICINA DENTÁRIA

A tríade microcirúrgica: Os microscópios operatórios oferecem três vantagens distintas ao clínico. São elas: [9]

1. Iluminação

2. Ampliação e

3. Maior precisão na execução das técnicas cirúrgicas

Coletivamente, estas vantagens são referidas como a tríade microcirúrgica.

1) Iluminação: Desde o início da prática da medicina dentária, os dentistas reconheceram a importância da luz na visualização do seu trabalho. A tecnologia de fibra ótica melhorou os métodos de focagem da luz em áreas específicas que podem ser ligadas a peças de mão, instrumentos ou lupas.

Johnson et al demonstraram que a iluminação/transiluminação por fibra ótica é benéfica na

9 Ampliação:

O segundo componente da tríade microcirúrgica pode ser alcançado através da utilização de lupas dentárias, mas apenas num grau limitado. As lupas dentárias foram introduzidas na medicina em 1876 por Saemisch, um médico alemão. Um médico que utilize lupas para ampliação recebe os benefícios ergonómicos de uma maior distância de trabalho do objeto visual, bem como uma maior acuidade visual. Infelizmente, como remoção de depósitos em bolsas periodontais moderadas a profundas. A iluminação de fibra ótica é uma caraterística padrão dos microscópios cirúrgicos.

Quando a ampliação com lupas aumenta, surgem alguns problemas. Em primeiro lugar, à medida que o comprimento da lupa aumenta para proporcionar uma maior ampliação, o peso da lente aumenta. Em segundo lugar, a manutenção de um campo de visão estável com lupas torna-se cada vez mais difícil. Com efeito, os movimentos intrínsecos dos músculos da cabeça e do pescoço afectam a estabilidade do campo de visão. Por conseguinte, as lupas só podem efetivamente proporcionar uma quantidade limitada de aumento da acuidade visual.

Como os microscópios são externos ao corpo, os médicos que os utilizam não são afectados pelo peso do instrumento ou pelos desafios de manter um campo de visão estabilizado e, simultaneamente, os microscópios são capazes de factores de ampliação muito maiores.

3) Maior precisão:

É a sinergia entre uma iluminação eficaz e o aumento da acuidade visual que permite uma maior precisão nas competências clínicas, o terceiro componente da tríade microcirúrgica.

IDEIAS ERRADAS SOBRE OS MICROSCÓPIOS CIRÚRGICOS: [6]

1) Ampliação: Uma pergunta frequente é: qual é a potência do seu microscópio? A pergunta aborda a questão da potência utilizável. A potência utilizável é a ampliação máxima do objeto que pode ser utilizada numa determinada situação clínica em relação à profundidade de campo e ao campo de visão. À medida que a ampliação é aumentada, a profundidade de campo diminui e o campo de visão é reduzido. A questão que se coloca é: qual é a potência máxima utilizável? A ampliação superior a 30x, embora seja possível, é de pouco valor na cirurgia periapical. Trabalhar com uma ampliação superior é extremamente difícil, porque os movimentos ligeiros do doente fazem com que o campo fique continuamente fora de vista e de foco. O cirurgião está então constantemente a recentrar e a voltar a focar o microscópio. Isto desperdiça muito tempo e cria uma fadiga ocular desnecessária.

2) Iluminação: existe um limite para a quantidade de iluminação que um microscópio pode fornecer. À medida que a ampliação aumenta, a abertura efectiva do microscópio diminui e, por conseguinte, a quantidade de luz que pode chegar aos olhos do cirurgião é limitada. Isto significa que quando se selecciona uma ampliação maior, o campo cirúrgico parece mais escuro. Para além disso, se o divisor de feixe estiver ligado ao microscópio, há menos luz disponível para os adaptadores fotográficos e binóculos auxiliares. É importante ter isto em conta aquando da produção de fotografias. A fita de vídeo é significativamente mais sensível do que a película fotográfica e podem ser gravados excelentes vídeos sem luz suplementar.

3) Perceção da profundidade: Antes de se poder efetuar uma cirurgia com um microscópio operatório, o médico deve sentir-se à vontade para receber um instrumento do assistente e colocá-lo entre o microscópio e o campo cirúrgico. A aprendizagem da perceção da profundidade e da orientação para o microscópio é utilizada com pouca frequência. Como regra geral, o médico deve reorientar-se para o microscópio antes de iniciar cada cirurgia.

4) Acesso: O microscópio cirúrgico não melhora o acesso ao campo cirúrgico. Se o acesso é limitado para a cirurgia convencional, é ainda mais limitado quando o microscópio é colocado entre o cirurgião e o campo cirúrgico. Uma vez que a visão é melhorada de forma tão dramática, os casos podem agora ser tratados com um maior grau de confiança.

5) Conceção e sutura de retalhos: A reflexão de retalhos de tecidos moles e a sua sutura no lugar não são procedimentos de grande ampliação. Embora o microscópio possa ser utilizado com baixa ampliação, pouco se ganha com a sua utilização nestas aplicações. O microscópio operatório é recomendado predominantemente para osteotomias, curetagem, apicectomia, preparação apical, retropreenchimento e documentação.

INSTRUMENTOS RECOMENDADOS PARA O TRATAMENTO PERIODONTAL MICROSURGIA :[7]

Micro-instrumentos de titânio:

MTI Shanelec P401 Suporte de agulha em titânio, 8" curvo (Hartzell)

Pinça para tecidos MTI Shanelec P403 Titanium, 8" reta (Hartzell)

Hartzel Shanelec 1300S Suporte de agulha em titânio, 7" reto

Hartzel Shanelec 1300S Suporte de agulha em titânio, 7" curvo

Microtesoura:

StorzE3387 Microtesoura para capsulotomia de Vannas

Hartzell/Laschal DSC1Tesoura microfina extrafina "reta" estilo Vannas

Hartzell/Laschal DSC2 Microtesoura extrafina "curva" estilo Vannas

Microtesoura extrafina "curvada para baixo" Hartzell/Laschal estilo DSG

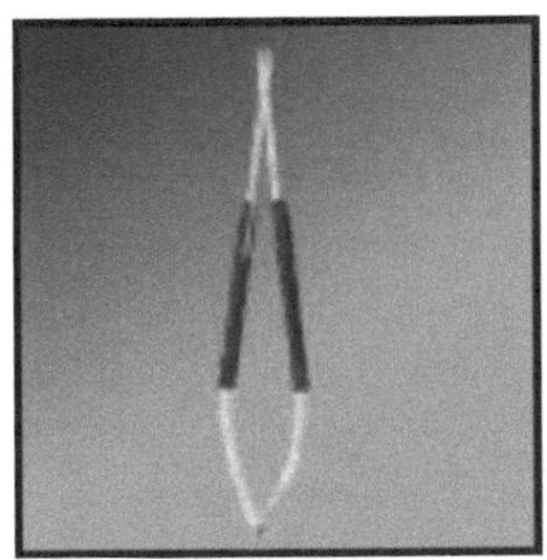 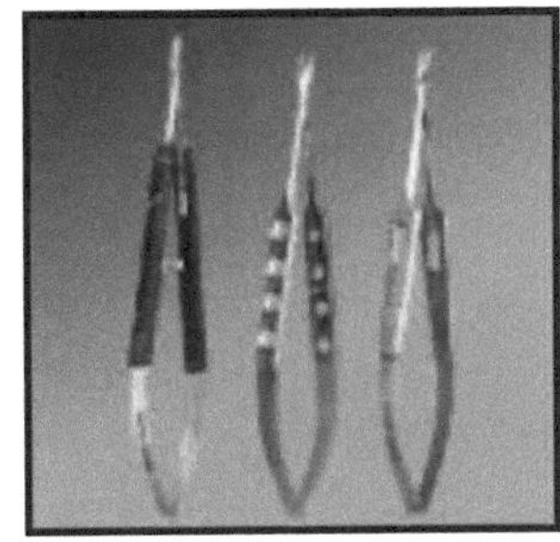

Micro-lâminas:

Storz E0059L Castro Viejo Quebrador de lâminas de barbear

Lâmina de aço-carbono quebrável Storz E0071

Cabo de bisturi Storz N4135 Corwin

Faca para cortantes de especialidades cirúrgicas 74-1000 (cabo azul, reutilizável)

Micro-espelhos:

Micro-espelho Harzell M1 Furcation (encaixe do cone, superfície frontal)

Micro-espelho interdentário Harzell M2 (encaixe cónico, superfície frontal)

Micro-espelho interdentário Harzell M3 (encaixe cónico, superfície frontal)

Pega de espelho com casquilho cónico Hartzell

Ampliação:

Microscópio de 6 estágios Global Portege plus montado, binóculo inclinável de 10x, objetiva de 250 mm

Loops do assistente e do higienista GSC 350F: 3,5x montados na estrutura

Anéis de prisma Luxtec Doctor: Lente 5.0x

Microelevadores:

Microelevador MTI Shanelec GTR (Hartzell)

Microelevador de implante MTI Shanelec (Hartzell)

Microelevador MTI Shanelec MS1 "freer type" (Hartzell)

Microelevador MTI Shanelec MS2 "tipo cinzel" (Hartzell)

Microelevador MTI Shanelec MS3 "curvo/curvado" (Hartzell)

Microelevador MTI Shanelec MS4 "curvo/plano" (Hartzell)

Micro-rectractores:

Microelevador MTI Shanelec GTR (Hartzell)

Microelevador de implante MTI Shanelec (Hartzell)

Retractor micro-Prichard MTI Shanelec MR1 (Hartzell)

Instrumentos de ressecção radicular:

Elevador reto MTI Shanelec RS1 (Hartzell)

Elevador curvo MTI Shanelec RS2 (Hartzell)

Periótomo de ligamentos MTI Shanelec RS3 (Hartzell)

Micro-enxadas e cinzéis:

MTI Shanelec BH1 micro-backhoe pequena (Hartzell)

MTI Shanelec BH2 micro-backhoe medium (Hartzell)

MTI Shanelec BH3 micro-backhoe a direito (Hartzell)

MTI Shanelec MC1 pequeno micro cinzel reto (Hartzell)

Micro cinzel reto médio MTI Shanelec MC2 (Hartzell)

MTI Shanelec MC3 micro cinzel reto grande (Hartzell)

Micro cinzel de corte lateral MTI Shanelec MC4 (Hartzell)

Kit básico de micro-sutura:

Maleta de armazenamento de instrumentos de

microcirurgia Harzell CMTI-1 Single Tier

Hartzell/Laschall DSC1 Tesoura fina "reta" estilo Vannas

Microtesoura fina Hartzell/Laschal estilo DSG

"curvado para baixo"

Hartzell/Lanschall LPCFFX Pinça para
tecidos/porta-agulhas "reto"

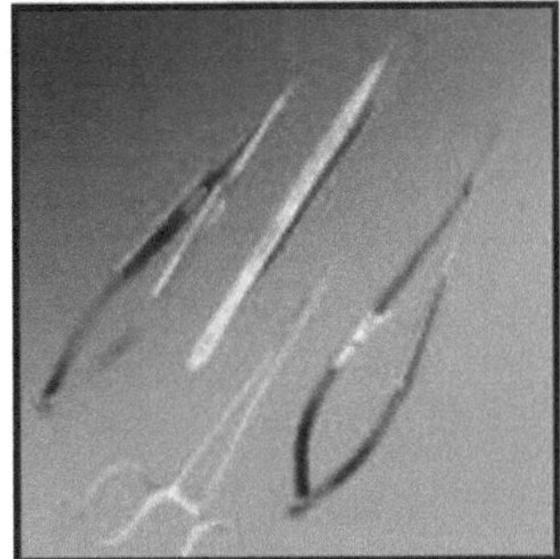

Adicional:

Mala de armazenamento de instrumentos de microcirurgia Hartzell CMTI-1 de um nível

Mala de armazenamento de instrumentos de microcirurgia de dois níveis Hartzell CMTI-2

Suturas recomendadas para microcirurgia periodontal:

Ethicon

Y-844G 5.0 Agulha de monofilamento monocryl PC-3

Z-833G 6.0 PDSII Violeta monofilamento Agulha principal PC-1

Z-155H 7.0 PDSII Agulha de monofilamento violeta BV-1

Z-976G 9.0 PDSII monofilamento azul CS160-6 agulha

1791G 6.0Agulha azul de tripa crómica S-14

174G 7.0 tripa crómica TG174-8 agulha

D-7452 5.0 tripa de absorção rápida PC-1 agulha principal

J-546G 7.0 vicryl entrançado (violeta) Agulha TG140-8

J-547G 8.0 vicryl entrançado (violeta) Agulha TG140-8

6147-11 6.0 Agulha monofilamento Maxon CV-301

6145-11 7.0 Agulha CV-310 de monofilamento Maxon

3615-21 5,0 Sugilene monofilamento CV-307 agulha

3554-11 6.0 Agulha de monofilamento de Surgilene YE-1

4401-23 5.0 Novafil monofilamento agulha SBE-3

359-13 6.0 Agulha C-21 de intestino crómico suave

7459-03 7.0 Dexon trançado LE-140-9 agulha

7459-18 8.0 Dexon trançado LE-140-8 agulha

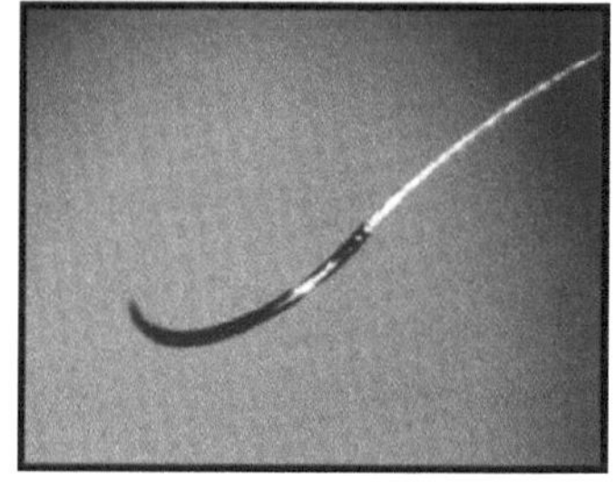

BENEFÍCIOS DOS MICROSCÓPIOS EM PERIODONTIA :[2]

O microscópio cirúrgico, como todas as ampliações, aumenta a acuidade visual. Isto leva a:

1) Maior precisão na execução das técnicas cirúrgicas, o que resulta em incisões mais exactas através de pequenos instrumentos, menos traumatismos e uma cicatrização pós-operatória mais rápida.

2) Reposicionamento preciso dos tecidos com agulhas e suturas mais pequenas.

3) Melhor visualização das superfícies radiculares, o que permite uma remoção mais definitiva do cálculo e uma melhor suavidade da superfície radicular.

Instrumentação mais pequena :[2]

O valor básico da microcirurgia é a aplicação de instrumentos microcirúrgicos para reduzir o traumatismo dos tecidos. Os instrumentos microcirúrgicos são muito mais pequenos, muitas vezes dez vezes mais, vários tipos de facas oftálmicas. No domínio da periodontia, podem ser utilizados vários tipos de facas oftálmicas, tais como as

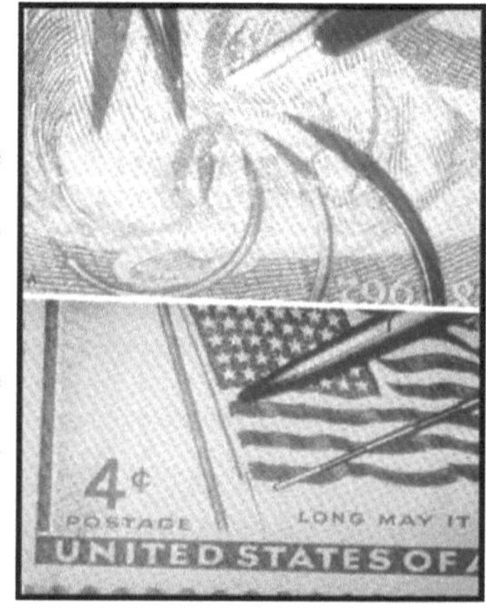

facas crescentes, lamelares, de esclerótica e de colher. As facas oftálmicas oferecem a dupla vantagem de uma extrema nitidez e de um campo cirúrgico mínimo com menos lesões e hemorragias. Uma vez que as facas oftálmicas são quimicamente gravadas em vez de esmeriladas, as suas lâminas mais afiadas produzem bordos de ferida mais precisos. Esta técnica melhorada ajuda a limitar o traumatismo dos tecidos e promove uma cicatrização mais rápida. Os instrumentos microcirúrgicos têm características de design subtis para atingir os seus objectivos. Os seus cabos têm um diâmetro de secção transversal redondo para melhorar os movimentos rotativos utilizando o punho de precisão. São feitos de titânio para reduzir o peso, evitar a magnetização e proporcionar uma manipulação fiável de agulhas, suturas e tecidos.

São fabricadas sob ampliação com tolerâncias elevadas e resistem à deformação provocada pela utilização repetitiva e pelos ciclos de esterilização. Em comparação com as 15 lâminas standard habitualmente utilizadas em Periodontia, o tamanho mais pequeno das facas oftálmicas facilita o trabalho cirúrgico. A faca em forma de meia-lua pode ser utilizada para procedimentos intrasulculares. Esta faca foi concebida com um bisel unilateral e mede 8,4 mm X 3,7 mm. Pode ser utilizada em procedimentos de enxerto de tecido conjuntivo para fazer um túnel, para preparar o local recetor ou para obter o enxerto do dador. A faca de colher é frequentemente utilizada para minar a região sulcular lateral na preparação para a colocação de enxertos de tecido conjuntivo. Esta faca também é biselada lateralmente, permitindo assim que a faca percorra os tecidos adjacentes ao osso.

Para além das facas oftálmicas, foram concebidos vários outros instrumentos para utilização sob um microscópio cirúrgico. Estes incluem porta-agulhas, retractores e tesouras. A utilização destes instrumentos mais pequenos sob ampliação permite ao cirurgião aperfeiçoar os seus movimentos, o que tem como resultado final o aumento das suas capacidades cirúrgicas.

Visualização melhorada da raiz :[2]

Lindhe e colaboradores sugeriram que um fator determinante para o sucesso da terapia periodontal é a profundidade do desbridamento da superfície radicular e não a escolha da modalidade de enxerto. Um resumo dos artigos que comparam a quantidade de cálculo residual nas superfícies radiculares tratadas por destartarização e preparação radicular mostrou menos cálculo residual nas superfícies tratadas com acesso cirúrgico (14-24%) do que nas superfícies tratadas sem acesso cirúrgico (17-69%). Neste tipo de estudos, a estereomicroscopia é utilizada para avaliar as superfícies radiculares quanto à presença de cálculo residual.

Os dados mostram que o acesso visual cirúrgico melhora substancialmente a capacidade do operador para remover o cálculo. Além disso, a investigação demonstra que a preparação da raiz é melhorada quando é efectuada sob iluminação. Atualmente, não existem estudos que indiquem se a ampliação pode aumentar a eficácia da remoção do cálculo periodontal. Uma vez que a estereomicroscopia é utilizada para avaliar o cálculo residual em dentes extraídos, parece lógico que um microscópio cirúrgico possa melhorar a capacidade do operador para ver e remover o cálculo in vivo. [2]

APLICAÇÕES EM CIRURGIAS DE RETALHO PERIODONTAL :[4]

[th]Com origem em princípios cirúrgicos gerais, os procedimentos de retalho periodontal têm sido utilizados desde a última parte do século XIX. A reflexão do retalho, como regra básica, é para obter a exposição dos tecidos subjacentes para qualquer procedimento cirúrgico que o cirurgião tenha em mente. Os retalhos devem ser adequados à situação clínica a tratar, e a utilização do microscópio cirúrgico introduziu a realidade de incisões cirúrgicas e reflexões de retalhos consideravelmente menos invasivas em Periodontia. O sucesso da cirurgia de retalho periodontal depende da capacidade do cirurgião;

1) Para diagnosticar corretamente o problema.

2) Planear os procedimentos adequados.

3) Efetuar as incisões iniciais e secundárias de acordo com o local onde se considera que a colocação final do retalho será para acomodar a cicatrização primária.

4) Refletir suavemente e atraumaticamente os retalhos para acesso e tratamento de procedimentos passivos.

5) Suturar corretamente o retalho na posição mais vantajosa para os resultados definidos e o

conforto do doente no final do procedimento.

Utilizando técnicas microcirúrgicas, as margens e o fecho do retalho podem ser melhor controlados através da dissecção de um retalho periodontal de espessura uniforme que tenha uma margem recortada na articulação da extremidade. Isto facilita a adaptação precisa do retalho. Esta dissecção precisa requer a utilização de instrumentos microcirúrgicos adequados. As incisões iniciais precisas e nítidas, efectuadas em ângulos rectos em relação aos tecidos superficiais, são melhor efectuadas com uma lâmina de aço-carbono com o tamanho mais pequeno pretendido. Seguem-se incisões secundárias para a dissecção do retalho de espessura uniforme em ângulos rectos em relação à incisão inicial e são feitas com uma lâmina oftálmica de dois gumes. É necessária instrumentação miniaturizada para manipular os tecidos moles para acesso microcirúrgico, utilizando uma ampliação de 4x ou superior. A chave para a microcirurgia é o controlo preciso da gengiva. Inicialmente, a ampliação microscópica pode ser utilizada apenas para efetuar as incisões iniciais e desbastar uniformemente os retalhos. Mas, com a experiência, tornar-se-á uma parte integrante da técnica cirúrgica total, o que abre a visão do cirurgião para pormenores que não seriam possíveis sem essa ampliação e um padrão mais elevado de cuidados de rotina.

APLICAÇÕES EM CIRURGIAS PERIODONTAIS REGENERATIVAS :[8]

O objetivo da cirurgia periodontal sempre foi o de aliviar ou eliminar a degeneração associada à doença periodontal progressiva. Para atingir este objetivo, o acesso ao defeito periodontal para desbridamento tem sido uma parte integrante da terapia cirúrgica. As técnicas cirúrgicas tradicionais utilizavam procedimentos de retalho extensos para aceder às áreas doentes e tratar os danos ósseos subjacentes. As técnicas cirúrgicas tradicionais descrevem a extensão da incisão cirúrgica para incluir a maioria dos dentes num quadrante da boca. Daí surgiu o termo "quadrante da medicina dentária". Isto era justificado quando os pacientes apresentavam doença generalizada e degeneração generalizada.[8] Com o advento de uma terapia regenerativa mais previsível, o foco da cirurgia periodontal mudou da remoção das paredes da bolsa para o recrescimento e regeneração dos tecidos perdidos. Esta é a abordagem cirúrgica ideal para a regeneração periodontal sem alargar a incisão cirúrgica a áreas saudáveis adjacentes. Em 1990, Wicknass e Fitzpatric descreveram as técnicas de utilização de incisões mais pequenas como "cirurgia minimamente invasiva".[9] Esta descrição permitiu a inevitável evolução do armamentário cirúrgico sem a necessidade de alterar a descrição da técnica cirúrgica. Este conceito de cirurgia minimamente invasiva (MIS) foi ainda definido por Blunter e Sackier, que descrevem a abordagem cirúrgica como "a capacidade de miniaturizar os nossos olhos e estender as nossas mãos para efetuar operações microscópicas e macroscópicas em locais que anteriormente só podiam ser alcançados através de grandes incisões.[10]

A diferença saliente entre a abordagem minimamente invasiva e as abordagens mais tradicionais para a regeneração reside na utilização de incisões muito mais pequenas para obter acesso cirúrgico e derreter o defeito periodontal antes de colocar o enxerto ósseo e a membrana.[11]

1) Seleção de casos :

Um local ideal para o enxerto ósseo utilizando MIS é um defeito isolado, normalmente interproximal, que não se estende significativamente para além do local interproximal. Outro local bem adequado para esta técnica é um defeito periodontal que faz fronteira com uma área edêntula. Os defeitos ósseos horizontais generalizados ou múltiplos defeitos ósseos verticais interligados são contra-indicados para a técnica MIS e são melhor tratados com abordagens cirúrgicas mais tradicionais. A MIS pode ser utilizada para pacientes que tenham muitos defeitos isolados e tratados como vários locais separados num único quadrante.[8]

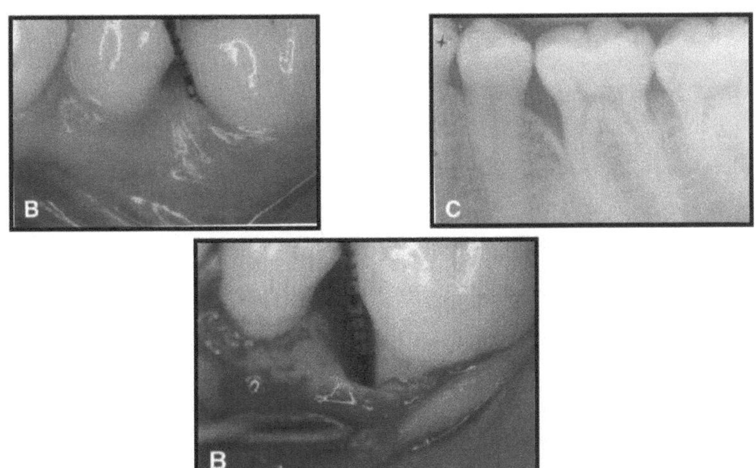

1) *Procedimento cirúrgico* :

Incisão :

As incisões para MIS são concebidas para conservar o máximo possível de tecido mole. As primeiras incisões intrasulculares são feitas nos dentes adjacentes ao defeito.

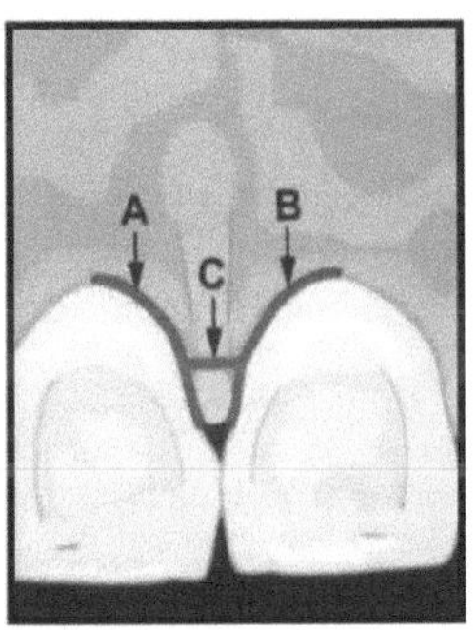

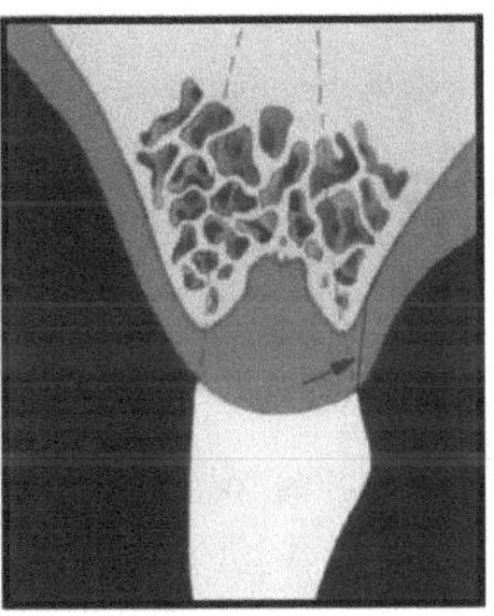

Estas incisões devem ser efectuadas como incisões separadas e não devem ser contínuas ao longo do tecido interproximal, como é rotina na maioria dos outros procedimentos de cirurgia periodontal. Ao não fazer estas incisões contínuas, consegue-se reter mais tecidos papilares interproximais e a altura dos tecidos. As duas incisões intrasulculares são ligadas por uma única incisão horizontal que é colocada a 2-3 mm da crista da papila. Em áreas estéticas, esta incisão horizontal é normalmente colocada no aspeto palatino da papila. Em zonas não estéticas, pode ser colocada quer por vestibular quer por lingual. Isto ajudará a preservar a forma da papila, bem como a cobrir o local do enxerto com um retalho de tecido mole.[8]

2) Reflexão do tecido e elevação do retalho:

O tecido/ retalho é elevado utilizando apenas a dissecção afiada. A dissecção afiada é

A cirurgia é efectuada com facas Orban que foram remodeladas para um terço a um quarto do seu tamanho original. Com cuidado, o tecido papilar pode ser desbastado até uma espessura de 2-3 mm e os pequenos retalhos reflectidos. Na parte anterior da boca, pode ser utilizada uma faca cirúrgica de 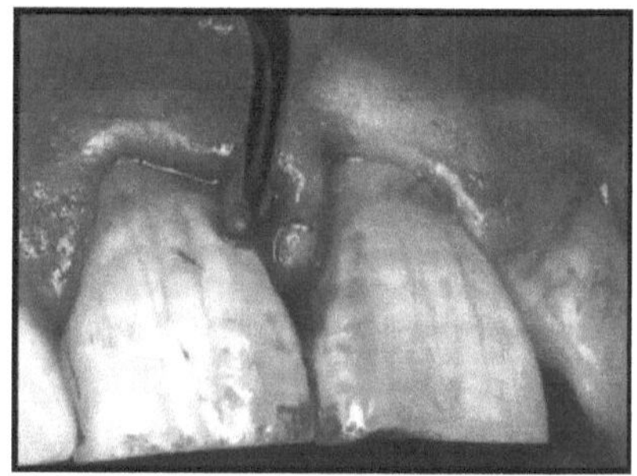 plástico descartável para o mesmo fim. Estas lâminas descartáveis têm a vantagem de serem muito afiadas, mas não têm a rigidez necessária para permitir a sua utilização na reflexão da papila.[8]

Considera-se que a utilização de uma dissecção afiada minimizou o traumatismo do retalho e preservou grande parte do fornecimento de sangue aos tecidos moles, o que constitui a razão provável para uma melhor cicatrização dos tecidos moles e para a minimização das alterações dos tecidos moles no pós-operatório no MIS.[11]

3) Visualização :

A visualização durante a MIS requer alguma forma de ampliação e uma fonte de luz que possa ser focada no local da cirurgia. Devido à sua flexibilidade para a visualização a partir de diferentes ângulos, o telescópio cirúrgico de pelo menos 3,5X tem sido considerado a melhor fonte de ampliação.[8] Podem ser utilizadas várias fontes de luz. Uma luz de halogéneo de alta intensidade montada numa bandolete ou uma sonda de luz de fibra ótica colocada diretamente no defeito também podem ser úteis.

4) Desbridamento :

A pequena abertura cirúrgica do MIS limita a instrumentação que pode ser utilizada para remover o tecido de granulação e para desbridar a superfície da raiz. O sucesso da MIS requer instrumentação especializada e a utilização de instrumentos tradicionais de uma forma diferente da utilizada no passado. A remoção do tecido de granulação para MIS é significativamente diferente da cirurgia periodontal tradicional. Após uma reflexão mínima do retalho, uma grande parte do tecido de granulação pode ser removida através da utilização de curetas cirúrgicas utilizadas de uma forma semelhante a um instrumento de colher operatório. Isto significa que a ponta da cureta é inserida verticalmente no defeito com a haste mantida paralela ao longo eixo do dente e a ponta utilizada para remover o tecido de granulação, em vez da extremidade de trabalho mantida contra a superfície da raiz e a haste horizontal ao longo eixo do dente.[6] Após a remoção do tecido de granulação facilmente acessível, o tecido de granulação restante pode ser quebrado com raspadores ultra-sónicos utilizando uma pastilha padrão (não afiada). Embora algum tecido de granulação possa ser removido com os scalers ultra-sónicos, a sua ação principal é quebrar o tecido de granulação restante em fragmentos mais pequenos.[8] O instrumento mecânico de remoção de tecido de granulação é utilizado para remover o tecido de granulação fragmentado restante.[12]

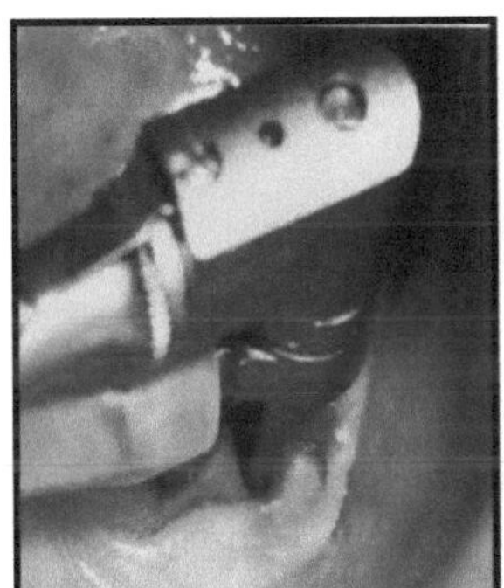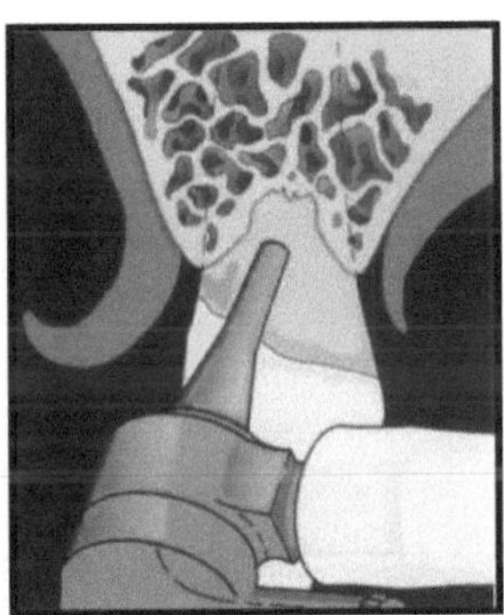

O desbridamento e o alisamento da superfície radicular são realizados de forma semelhante ao planeamento radicular fechado, utilizando um raspador ultrassónico ou curetas Gracey, como explicado acima. O planeamento radicular final e o alisamento são efectuados com uma broca de acabamento de comprimento cirúrgico de alta velocidade juntamente com um instrumento mecânico de remoção de tecido de granulação para remover os fragmentos da raiz.

5) *Colocação do material de enxerto* : [8]

A preparação da superfície da raiz e a colocação do material de enxerto no defeito é igual à técnica tradicional. O enxerto ósseo compactado é coberto por uma pequena peça de malha cirúrgica. Esta actua como uma membrana de regeneração tecidular guiada e também para proporcionar a estabilização da ferida e ajudar a reter o material de enxerto.[13] Utiliza-se um pedaço muito pequeno de malha e não se tenta cobrir a margem óssea desnudada ou estender a malha por vários milímetros para além do bordo do defeito, como nas técnicas convencionais.[14] A malha deve ser colocada sob os retalhos vestibular e lingual. Isto parece estabilizar o material de enxerto e impedir que porções do material de enxerto escapem através da incisão.

6) *Fecho da ferida :*[15]

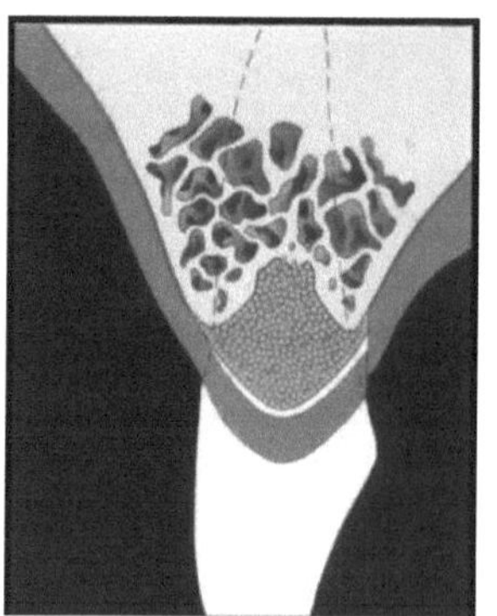

Os retalhos serão fechados utilizando uma abordagem de sutura em duas camadas. Um colchão de suturas horizontais ou verticais profundas destinadas a retirar a tensão residual das margens do retalho e suturas simples mais superficiais destinadas ao encerramento passivo das margens da ferida na área da papila interdentária. Normalmente, foram utilizadas suturas simples de polipropileno de 4-0 a 8-0 ou de polipropileno monofilamentar para um encerramento ótimo da ferida. O penso periodontal não é utilizado por rotina nas microcirurgias. Cuidados pós-operatórios

inclui bochechos duas vezes por dia com digluconato de clorohexido a 0,2% durante 4 semanas e cobertura antibiótica durante 1 semana. Não foi permitida a higiene oral mecânica nas áreas cirúrgicas durante o período de cicatrização.

Num estudo realizado por Stephen K. Harrel et al[16] , foram analisados retrospetivamente os resultados obtidos com a cirurgia regenerativa realizada utilizando uma abordagem cirúrgica minimamente invasiva (MIS) em 194 locais em 87 pacientes (44 mulheres e 43 homens). A melhoria média na profundidade de sondagem foi de 4,58 mm e o nível de inserção foi de 4,87 mm após um período médio de cicatrização de 21,7 meses. A margem gengival pós-cirúrgica estava a 1 mm ou menos da junção cemento-esmalte em 58% dos locais tratados. Concluiu-se que a abordagem cirúrgica minimamente invasiva para o enxerto ósseo produziu resultados equivalentes às abordagens cirúrgicas mais tradicionais que utilizam incisões mais longas e maior reflexão.

Watchel H. et al[15] também investigaram o efeito clínico do retalho de acesso microcirúrgico e do tratamento com derivado da matriz do esmalte (Emdogain), com ênfase na avaliação da cicatrização precoce de feridas em defeitos infra-ósseos, e mostraram que ambas as modalidades de tratamento utilizando o procedimento de retalho microcirúrgico resultaram numa elevada percentagem de encerramento primário do retalho e numa apresentação máxima dos tecidos. A combinação com a aplicação de Emdogain pareceu ser superior ao retalho de acesso microcirúrgico isolado em termos de redução da profundidade da bolsa de sondagem e de aumento do nível de fixação clínica.

APLICAÇÕES EM CIRURGIAS MUCO-GENGIVAIS :

De acordo com o "glossário de termos" da Academia Americana de Periodontologia, a cirurgia mucogengival refere-se a procedimentos cirúrgicos periodontais destinados a corrigir defeitos na morfologia, posição e quantidade de gengiva que envolve os dentes.[17] No workshop mundial de Periodontia de 1996, pensou-se que a aplicação do termo cirurgia plástica periodontal poderia ser mais apropriada. Porque a cirurgia mucogengival ultrapassou os problemas tradicionais de tratamento associados à quantidade de gengiva e aos defeitos do tipo recessão para incluir a estética dos tecidos moles e a correção da forma da crista.[18] A cirurgia mucogengival ou plástica periodontal, no seu significado atual, inclui agora procedimentos para aumentar as dimensões do tecido gengival para obter cobertura radicular, para aumentar o rebordo edêntulo, para eliminar o frénulo aberrante, para evitar o colapso do rebordo associado à extração dentária, em que a cicatrização de feridas sem assistência resultaria numa morfologia de rebordo deficiente, para conseguir o alongamento da coroa clínica para fins de restauração, para expor dentes não irrompidos para tratamento ortodôntico e para restaurar papilas interdentárias esteticamente importantes que foram perdidas. Todos estes procedimentos são sensíveis à técnica e ao operador e, por conseguinte, tendem a ter resultados terapêuticos variáveis. Uma forma de obter resultados mais consistentes na cirurgia plástica mucogengival ou periodontal é utilizar técnicas microcirúrgicas e treino para obter os resultados desejados.

Correção da recessão gengival :

A maioria dos periodontistas constatou que a recessão gengival representava um prejuízo estético significativo. Esta, através dos meios cirúrgicos convencionais, era difícil de devolver à função e aparência normais. Os procedimentos mucogengivais tradicionais aumentam geralmente as dimensões gengivais entre a margem gengival e a junção mucogengival e a espessura dos tecidos marginais. No entanto, o ponto final definido de um tratamento bem sucedido não foi obtido. Uma vez familiarizados com a classificação de Miller[19] da recessão marginal e com as modalidades cirúrgicas tradicionais, a microcirurgia periodontal provou ser um meio eficaz de melhorar a previsibilidade dos procedimentos de transplante gengival utilizados no tratamento de recessões com menos trauma e desconforto operatório. A técnica microcirúrgica torna o recobrimento radicular completo extremamente previsível em defeitos de recessão de tecido marginal de classe I e II com uma variedade de procedimentos. Os autores acreditam que os resultados de recobrimento radicular parcial alcançados em recessões marginais de classe III e IV com a cirurgia convencional também podem ser muito melhorados com o uso da microcirurgia.[4]

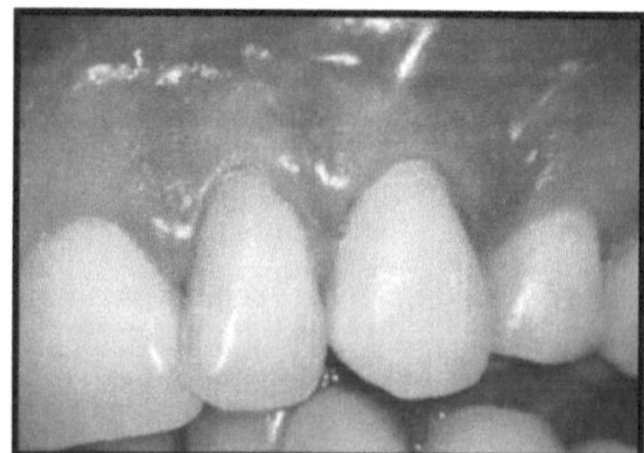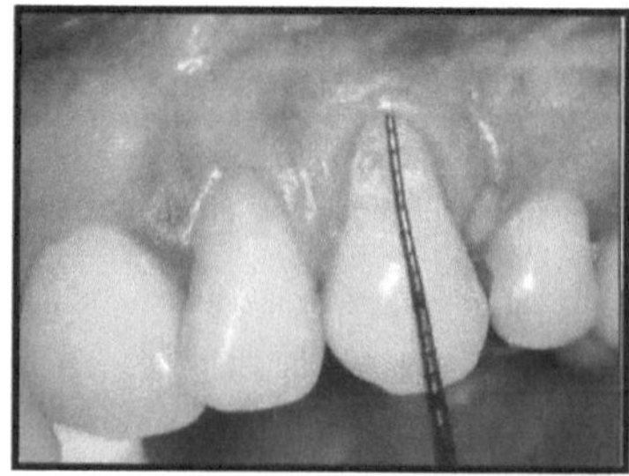

De acordo com o documento de posição da Academia Americana de Periodontologia sobre terapia mucogengival, as exigências estéticas, juntamente com a redução da sensibilidade radicular e a gestão de cáries radiculares ou abrasões cervicais, representam as principais indicações para o recobrimento radicular.[20] Quando, a recessão ocorre na chamada zona estética, envolvendo principalmente a região anterior. As preocupações estéticas juntam-se aos problemas biológicos e funcionais.

A microcirurgia proporciona um meio previsível de melhorar a fiabilidade dos três grandes tipos de procedimentos de transplante gengival utilizados no tratamento da recessão gengival. Estes incluem;[4]

1) *Enxerto vascularizado:* É melhor ilustrado por um pedículo de gengiva queratinizada, rodado a partir de um local contínuo à superfície radicular exposta. A taxa de sobrevivência deste enxerto deve-se ao fornecimento de sangue retido a partir da base do pedículo, que pode ser melhorado através de microcirurgia.

2) *Enxerto avascular:* Esta modalidade técnica utiliza tecido de dador que é completamente separado do seu fornecimento de sangue e movido para a área de recessão a partir de um local de dador palatino. Esta técnica é altamente sensível ao operador e à técnica. A microcirurgia oferece a possibilidade de obter resultados muito melhores com enxertos avasculares, tanto na zona recetora como na zona dadora.

3) *Enxerto de tecido composto:* Utiliza um pedículo ou um retalho em envelope levantado no local da recessão, com tecido conjuntivo transplantado para o espaço sub-epitelial criado sob o retalho. Este procedimento tem sido a técnica de eleição nos últimos 15 anos para obter o recobrimento radicular, uma vez que existe geralmente tecido abundante disponível a partir do local de transplante do palato. Para além disso, há a vantagem de manter o fornecimento de sangue, tanto acima como abaixo do transplante.

Os princípios microcirúrgicos e a aplicação da metodologia tornaram estes três procedimentos de transplante gengival extremamente fiáveis. A utilização da abordagem microcirúrgica torna realista a possibilidade de reconstrução papilar dentro do âmbito de aplicação.

Luca Francetti et al (2004)[23] trataram 16 recessões gengivais isoladas (2,5 - 4,0 mm de profundidade) com um retalho avançado coronalmente associado a um enxerto de tecido conjuntivo colhido de uma papila adjacente. Todos os locais foram tratados com o auxílio de um microscópio cirúrgico. As diferenças entre todos os parâmetros medidos no início e 12 meses após a cirurgia foram estatisticamente significativas e esta situação manteve-se estável durante o período de observação. Todas as 16 recessões isoladas tratadas apresentaram um excelente ganho de recobrimento radicular, sem a necessidade de um segundo sítio cirúrgico, diminuindo assim a morbidade do paciente. Em outro estudo realizado por autores semelhantes[24] foram tratados 24 casos de recessão gengival (2-5 mm) por diferentes técnicas cirúrgicas mucogengivais. Em que 12 casos foram realizados com o auxílio de um microscópio cirúrgico, enquanto outros 12 casos foram tratados sem o microscópio. Os parâmetros como profundidade de recessão, profundidade de sondagem, perda de inserção periodontal e largura gengival queratinizada foram registados no início e 12 meses após a cirurgia. Os resultados mostraram uma melhoria significativa desde a linha de base até aos 12 meses em ambos os grupos e os resultados do grupo microcirúrgico mostraram sempre uma melhoria significativa em relação ao outro grupo.

Burkhardt R. e Lang N.P.[21] avaliaram o grau de vascularização dos enxertos de tecido conjuntivo através da aplicação de uma abordagem microcirúrgica em pacientes com recessões bilaterais de classe I e classe II nos caninos superiores através de um desenho de boca dividida. Foram realizados angiogramas fluorescentes para avaliar a vascularização do enxerto imediatamente e após 3 e 7 dias de cicatrização. O estudo demonstrou que, na cobertura da superfície radicular, a abordagem microcirúrgica melhorou substancialmente a vascularização dos enxertos e a percentagem de cobertura radicular em comparação com a abordagem microscópica convencional.

Estabelecimento de uma linha de sorriso estética :[3, 13]

Uma linha de sorriso anormal pode resultar de uma série de causas, incluindo recessão gengival, padrões eruptivos anormais, desgaste incisal e crescimento excessivo de tecido de várias etiologias. Os contornos gengivais harmoniosos envolvem muitos factores. Entre estes, destacam-se a simetria, a posição dos lábios e os níveis gengivais relativos dos dentes adjacentes. Pode ser necessária uma microcirurgia plástica periodontal complexa que envolva a remoção de tecido em alguns dentes e a substituição noutros.

Exposição gengival excessiva : [25]

A exibição gengival excessiva (sorriso gengival) é uma descrição para a situação em que o paciente mostra demasiada gengiva. Outro sinónimo mais antigo para esta situação é a erupção passiva atrasada. Normalmente, nos adultos, a margem gengival localiza-se na junção cemento-esmalte (CEJ) ou perto dela, e normalmente o doente mostra muito pouca ou nenhuma gengiva sobre os incisivos centrais quando sorri. Três causas comuns de uma exibição gengival excessiva são

1. Excesso vertical do maxilar

2. Excesso de osso alveolar, e

3. Excesso de gengiva.

Estes podem ocorrer individualmente ou em combinação.

1. O excesso vertical da maxila existe se houver uma maxila anormalmente alta. Neste caso situação, a cirurgia ortodôntica pode ser considerada para mover a maxila para um novo nível. As consultas de ortodontia e de cirurgia oral determinarão a posição ideal do maxilar superior.

2. Se o osso alveolar for anormalmente alto e espesso, tanto o osso como a gengiva devem ser tratados em conjunto durante a cirurgia. Uma vez que os contornos ósseos excessivos podem predispor um paciente para gengivite e periodontite devido à remoção eficaz da placa bacteriana, o recontorno dos tecidos pode proporcionar um benefício funcional e estético.

3. O excesso de gengiva (hipertrofia gengival) pode ocorrer sem uma quantidade excessiva do osso subjacente. Neste caso, a simples excisão dos tecidos moles sem manipulação do osso pode obter um resultado de aparência normal.

Níveis gengivais irregulares: [25]

Os níveis gengivais desiguais podem ser observados quando ocorre um desgaste desigual do bordo incisal. Isto é frequentemente observado quando o desgaste ocorre com dentes que são rodados ou angulados. À medida que os dentes se desgastam e ocorre a erupção contínua, as margens gengivais ficam localizadas em níveis variáveis. Uma vez que o nível gengival está normalmente localizado na ou perto da JCE, uma JCE irregular irá criar níveis gengivais desiguais. A intrusão ou extrusão ortodôntica pode corrigir níveis gengivais desiguais. A recessão cirúrgica da gengiva marginal também pode ser considerada para criar simetria, forma e proporção, desde que as raízes não sejam expostas.

Deficiências do rebordo alveolar: [3][25]

Uma deficiência do rebordo alveolar ou colapso do rebordo ocorre quando um dente é extraído e o dentoalveolo e o tecido mole colapsam para dentro. As deformações do rebordo podem criar dilemas estéticos e funcionais para o doente e para os dentistas restauradores. As deformidades do rebordo têm componentes de tecido mole (papila e gengiva anexa) e de osso-alvéolo. As deformidades dos tecidos moles podem ocorrer quando as incisões cirúrgicas são efectuadas em áreas delicadas (gengiva fina, mucosa alveolar e papilas). As deformidades ósseas podem ocorrer após a extração de um dente que tenha um dentoalveolo fino, cirurgia endodôntica prévia, fracasso endodôntico, remoção óssea iatrogénica, remoção óssea intencional para obter uma compra, fratura da raiz ou perda óssea periodontal. A atrofia por pressão de um aparelho protético removível (um flipper) pode comprimir o rebordo alveolar e permitir o colapso das papilas adjacentes.

O aumento do rebordo pode envolver uma variedade de técnicas, incluindo a regeneração óssea guiada (ROG), enxertos em bloco e em partículas, enxertos de tecidos moles e uma combinação destas técnicas. Para além de estabelecer uma altura vertical adequada, deve ser criada uma espessura de tecido mole suficiente para proporcionar um perfil de emergência para pônticos ou próteses de implantes dentários.

Reconstrução da papila interdentária:[3, 25]

A perda da papila interdental pode criar problemas fonéticos, bolhas de saliva e deficiências estéticas. Uma deficiência papilar pode ser criada através da remoção cirúrgica iatrogénica, como parte do colapso dos tecidos após a extração, com a cirurgia de eliminação da bolsa periodontal, com a perda óssea periodontal e com a separação ortodôntica de dentes sobrepostos. A restauração das papilas interdentais perdidas pode exigir um alinhamento ortodôntico da raiz, dentisteria de restauração ou adição cirúrgica de tecido.

Alguns casos podem exigir uma modalidade de tratamento ou as três em conjunto ou em várias combinações. Foram desenvolvidas técnicas microcirúrgicas para substituir as papilas interdentárias perdidas[8] e estas técnicas podem ser vistas concetualmente como uma variação microcirúrgica da microcirurgia plástica periodontal de aumento do rebordo entre dois dentes adjacentes.[18]

Reconstrução estética com implantes: [25]

Se existir uma deficiência na anatomia dentária circundante após a perda de um dente, a substituição do dente ficará comprometida. Uma deficiência na crista exigirá que a restauração dentária seja anatomicamente maior para preencher o espaço extra ou, se as dimensões do dente forem anatomicamente correctas, resultará num espaço residual. Ocasionalmente, as restaurações dentárias têm mascarado as deficiências através da adição de materiais de coloração da gengiva para disfarçar a perda de osso e tecido mole.

Se for dada atenção aos pormenores acima mencionados de manutenção das papilas interdentárias, da arquitetura gengival e do osso alveolar, a reconstrução do implante pode prosseguir sem perda da anatomia dentária pré-existente. Quando a anatomia dentária circundante é mantida, a substituição do dente por implante pode restaurar uma coroa de implante anatomicamente correcta.

Aplicações em técnicas de sutura :

A sutura é básica para qualquer abordagem de encerramento de feridas e controlo de retalhos. Mas, ainda mais com a utilização de uma ampliação de 4x ou superior. Embora a utilização da ampliação melhore consideravelmente a acuidade visual ao diminuir a escala de trabalho, também faz com que a informação de feedback visual se torne mais importante do que a informação tátil. Utiliza-se uma ampliação maior para colocar suturas e uma ampliação menor para fazer os nós das suturas.[4]

Os três principais objectivos da cirurgia são,[2]

1) Eliminação de espaços mortos.

2) Encerramento com tensão suficiente mas adequada e

3) Imobilização da ferida.

Uma combinação adequada de agulhas e materiais de fecho corretamente seleccionados permite ao cirurgião posicionar com precisão a sutura e apropriar-se dos tecidos com o mínimo de trauma possível, eliminando simultaneamente o espaço morto e impedindo o movimento da ferida. Na microcirurgia, são utilizadas agulhas e materiais de sutura mais finos que, por sua vez, exigem

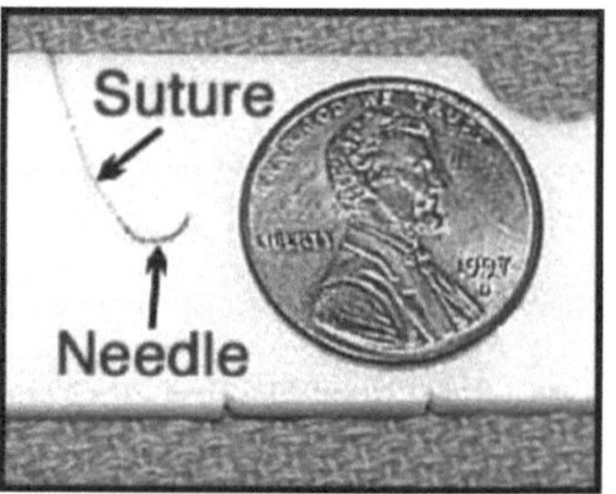

Os suportes de agulha miniaturizados de precisão e as pinças de tecido para manusear o tecido suavemente para um posicionamento preciso. As agulhas variam em tamanho, forma e curvatura, mas a maioria das agulhas utilizadas em medicina dentária têm uma curvatura de 3/8. Os periodontistas utilizam frequentemente uma agulha de corte invertido com um tamanho significativo (16-19 mm). Várias agulhas pequenas permitem uma aproximação precisa dos bordos dos tecidos. Uma dessas agulhas é a agulha de espátula. Esta tem 6,6 mm de comprimento e uma curvatura de 140 graus, tendo sido concebida para cirurgia oftálmica. O trajeto da agulha é pouco profundo e o ponto de aquisição da agulha é preciso, o que permite uma oposição, um fecho e uma imobilização extremamente precisos dos enxertos de tecido conjuntivo.

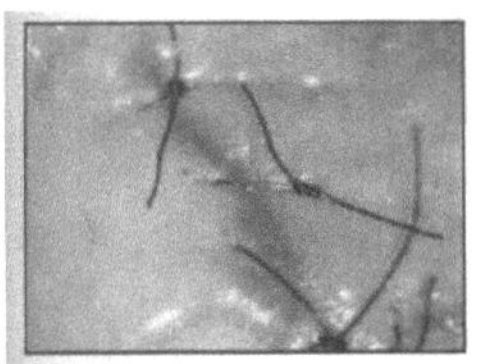
Fig 4a Wound closure in a case treated with the aid of surgical microscope: day of surgery.

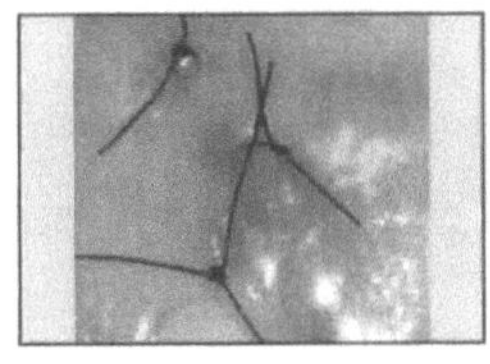
Fig 4b Seven days after surgery, at suture removal.

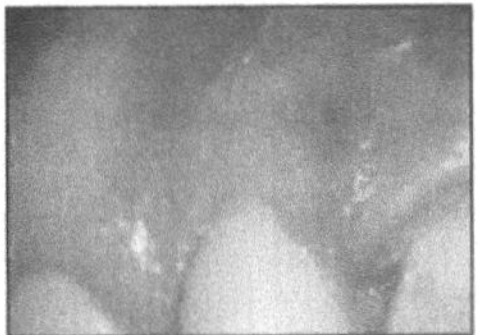
Fig 4c Fifteen days after surgery. Note excellent closure of the wound margins.

A disponibilidade de agulhas mais pequenas pode afetar a escolha da sutura. Aceita-se a sutura mais pequena que mantenha adequadamente os tecidos reparadores. Embora as suturas 40 ou 5-0 sejam normalmente utilizadas em Periodontia, na microcirurgia periodontal são adequadas as suturas 6-0 a 8-0.[2] Podem ser utilizadas suturas absorvíveis ou não absorvíveis e suturas multifilamentares ou monofilamentares, de acordo com a escolha do operador. O tipo de técnicas de sutura varia consoante o tipo de procedimento cirúrgico e as técnicas regenerativas.

1. *Operações do retalho:* os retalhos foram fechados utilizando uma abordagem de sutura em duas camadas. Uma sutura horizontal profunda em colchão tem como objetivo o alívio da tensão residual do retalho e a fixação coronal dos tecidos e uma sutura mais superficial tem como objetivo o encerramento passivo das margens da ferida na área da papila interdentária.[15] Foram utilizadas suturas simples de polipropileno de 4-0 a 8-0 ou de polipropileno monofilamentar para um encerramento ótimo da ferida.

2. *Procedimentos de recobrimento radicular:* O enxerto e o retalho foram adaptados ao dente com uma sutura vertical modificada em colchão com fio de poliamida 7-0 com uma ampliação de 5 vezes.[21] Para o fecho do retalho de papila, foi utilizado um fio de polipropileno 9-0 e suturas interrompidas para a incisão de libertação vertical.

MAGNIFICAÇÃO EM DENTISTRIA *usar fud take ou outro truque?*[26]

A utilização da ampliação enfraquece os olhos?

A utilização de lupas de aumento não prejudica ou enfraquece os olhos, nem faz com que o utilizador fique comprometido de qualquer forma. No entanto, depois de usar as lupas durante algum tempo, o utilizador habitua-se a ver mais pormenores do que os aparentes com a visão natural e desenvolve-se um sentimento psicológico. Além disso, após várias horas, os olhos precisam de tempo para se reajustarem à visão normal, tal como acontece todas as manhãs depois de os músculos oculares terem estado adormecidos durante toda a noite. Aparentemente, ao utilizar a ampliação, os músculos oculares habituam-se a contrair-se até um determinado nível e têm de relaxar novamente para recuperar a função normal. Para evitar ou reduzir este desafio, foi sugerido que as pessoas que usam lupas de ampliação deveriam considerar não as usar sempre. Em vez disso, devem utilizar lupas para alguns procedimentos e visão normal não ampliada para outros procedimentos.

Como posso obter imagens ampliadas?

Quanto mais nos aproximamos de um objeto, maior ele parece aos nossos olhos. No entanto, quanto mais nos aproximamos de um objeto, mais difícil é focar, especialmente para os olhos mais velhos. No entanto, aproximar-se do objeto pode criar uma má postura com as dores associadas nas costas, pescoço e ombros. Se utilizar lupas cirúrgicas ou microscópios operatórios, a imagem parece maior porque foi ampliada opticamente e o médico pode sentar-se a uma distância confortável do local da operação.

Que nível de ampliação devo utilizar?

A resposta a esta pergunta é pessoal. Quanto mais alto for o médico, geralmente maior deve ser a ampliação, uma vez que a cabeça do médico está mais longe do local da operação e a imagem é mais pequena. Os consultores aconselham que, se uma pessoa tiver 5 a 5*JI pés de altura, a ampliação necessária (em média, cerca de 2,5X) é inferior à necessária se a pessoa tiver 6Y2 pés de altura. O nível de ampliação mais popular é de cerca de 2,5X para uma pessoa de tamanho médio. Para procedimentos que têm um campo operatório limitado, a utilização de um microscópio clínico com níveis de ampliação até 20X demonstrou ser uma ajuda significativa para um tratamento de qualidade.

A utilização de lupas influenciará a minha postura durante a operação?

A distância focal entre os olhos do operador e o local de operação é uma distância crítica que influencia significativamente a postura. Por conseguinte, a distância focal das lupas deve ser adaptada à sua distância de operação preferida. Se selecionar lupas com uma distância focal demasiado curta ou demasiado longa, sentir-se-á desconfortável durante a operação e acabará por desenvolver dores musculares. O chamado ângulo de declinação depende de muitas das suas características físicas. Se o ângulo de declinação o obrigar a sentar-se com a cabeça inclinada, o resultado será dor. O alinhamento da ótica da lupa binocular também é fundamental. Se não estiverem corretamente alinhadas, podem causar fadiga ocular.

Quais são as limitações de uma ampliação de maior potência?

Muitos procedimentos orais requerem que vários objectos sejam paralelos uns aos outros ou simétricos em relação a outros objectos. Por exemplo, a colocação de vários implantes. É necessário um campo de visão alargado para estes procedimentos. Na opinião dos autores, para um médico de estatura média, a utilização de uma ampliação superior a 2,5X durante a realização do procedimento acima mencionado provoca erros inadvertidos devido ao campo de visão limitado, requer uma má postura e atrasa significativamente o procedimento. Uma ampliação de maior potência influencia frequentemente a postura de forma negativa se a distância focal das lupas não permitir que o médico se sente numa postura normal. Além disso, se o médico necessitar de correção visual ou se forem usados óculos de segurança quando as lupas não estiverem a ser utilizadas, existe uma necessidade contínua de trocar as lupas por óculos normais.

Arranhar as lentes de aumento

Embora a maioria das lupas de ampliação tenha revestimentos protectores nas lentes, se não forem tomados cuidados extremos, algumas lentes ficam rapidamente riscadas, turvas e difíceis de utilizar. Ao limpar as lentes, o médico deve remover cuidadosamente os resíduos grosseiros, utilizando uma lavagem com água se as lupas forem resistentes à água, seguida da utilização de toalhetes de limpeza para microscópio ou de panos de limpeza de lentes fornecidos pelos fabricantes. Os autores recomendam a compra de lupas com lentes resistentes à água para permitir uma limpeza e desinfeção adequadas.

Controlo da infeção

As lupas recolhem os resíduos de muitos procedimentos durante um dia clínico. O controlo de infecções é, na melhor das hipóteses, difícil. Idealmente, todas as áreas da lupa devem ser desinfectadas com desinfetante de alto nível após cada doente. Recomenda-se a desinfeção com uma solução com elevado teor de álcool etílico. Se forem resistentes à água, produtos como o spray desinfetante Lysol podem ser pulverizados numa esponja de calibre e utilizados para limpar as armações e as lentes.

Algumas marcas populares de lupas:

1. Designs for vision (Ronkonkoma, N. Y.)

2. General scintific/ SurgiTel (Ann Arbor, Mich.)

3. Orascoptic/SDS (Middleton, Wis.)

4. Carl Zeiss (Chester, Va.)

5. Den-Mat (Santa Maria, Califórnia)

6. Eagle Optical Products (Bow-mansville, N. Y.)

7. Keeler Instruments (Broomall, Pa.)

8. SheerVision (Rolling Hills Estates, Califórnia)

3. DISCUSSÃO

O atual pêndulo da opinião clínica em algumas áreas da educação e investigação periodontal afastou-se da terapia mecânica e cirúrgica tradicional para aplicações de tratamento farmacêutico. Embora a cirurgia periodontal, tal como praticada atualmente, possa ser relegada para um papel menor no futuro devido ao avanço da engenharia de tecidos, a aplicação da ampliação à periodontia promete mudar os conceitos clínicos dos cuidados cirúrgicos periodontais.

Como os recentes desenvolvimentos na medicina demonstraram, a ampliação e a microcirurgia podem ter um grande impacto nas práticas clínicas. Ao longo dos últimos anos, ocorreu uma revolução terapêutica na cirurgia geral que exigiu a retenção de dezenas de milhares de cirurgiões e o reequipamento dos seus blocos operatórios. Esta mudança surpreendente deveu-se à aceitação da terapêutica cirúrgica microscópica e endoscópica, nomeadamente a remoção laproscópica da vesícula biliar e a reparação artroscópica do joelho. Estes procedimentos foram uma evolução natural dos avanços microcirúrgicos que tiveram lugar no início da década de 1970 e que culminaram na microcirurgia médica moderna.

Hoje em dia, a microcirurgia é aplicada a uma variedade de operações médicas que vão desde a reimplantação de membros a procedimentos de bypass da artéria coronária e, em medicina dentária, os dentistas em geral consideram que a microcirurgia é adequada para todos os procedimentos clínicos, exceto a ortodontia e a prótese dentária.[27] Na utilização comum, a microcirurgia refere-se a um aperfeiçoamento da técnica cirúrgica através da qual a visão normal é melhorada através da ampliação.

Um fator importante na recente aceitação pública e profissional da microcirurgia é a diminuição significativa da morbilidade. A redução do traumatismo e a relativa ausência de dor que a microcirurgia oferece constituem uma alternativa atractiva à cirurgia de grande porte.

Os pacientes podem não compreender totalmente as razões médicas para a sua terapia, mas estão firmemente enraizados numa crença de que a medicina e a tecnologia devem avançar em seu benefício. Esperam um aconselhamento sólido e um tratamento cuidadoso e apreciam prontamente os avanços que proporcionam resultados mais previsíveis, mais cosméticos e mais seguros, para não falar da diminuição do seu incómodo, ansiedade e desconforto.

Há todos os motivos para acreditar que os especialistas do público acolherão e, eventualmente, exigirão um avanço na tecnologia e nos procedimentos disponíveis para o tratamento das doenças periodontais. Um exemplo disso é o crescimento e a aceitação de diagnósticos técnicos, terapias mecânicas não cirúrgicas e terapias farmacêuticas em periodontia. Apesar destes avanços na periodontia durante a última década, grande parte da prática diária da periodontia ainda envolve o tratamento cirúrgico da anatomia periodontal alterada por trauma ou doença. Para além de muitas potenciais vantagens promocionais ou de marketing, a microcirurgia periodontal oferece uma melhoria na previsibilidade, nos resultados cosméticos e no nível de conforto do paciente em relação aos procedimentos cirúrgicos periodontais convencionais.[1] Isto é especialmente verdadeiro para os procedimentos regenerativos que aplicam materiais e técnicas difíceis de utilizar com sucesso e previsibilidade dentro dos limites da visão normal.[8, 14, 15, 16]

A especialidade de microcirurgia não está perante uma revolução concetual na terapia periodontal, mas apenas a melhorar a precisão e a suavidade do que já é feito na prática diária. Todas as terapias periodontais podem beneficiar se forem efectuadas com mais cuidado e delicadeza, desde a simples destartarização e alisamento radicular até aos tratamentos periodontais regenerativos e vários tratamentos cosméticos. Em segundo lugar, um número substancial de periodontistas já adoptou a utilização de baixa ampliação nas suas práticas e reconheceu o seu valor.[27] O que falta atualmente entre os periodontistas é a compreensão de que as capacidades cognitivas e motoras atualmente utilizadas nas suas cirurgias podem ser mantidas para funcionar com níveis de precisão muito mais elevados do que alguma vez se imaginou. Utilizando uma ampliação de 20X, os microcirurgiões vasculares anastomosam rotineiramente vasos com um diâmetro de 1mm ou menos. Utilizando uma ampliação de 120X, os biólogos celulares efectuam habitualmente operações subcelulares em mitocôndrias e cromossomas.[1] Utilizando uma ampliação na ordem dos 10-20X, os periodontistas podem facilmente aprender a aumentar a precisão das suas capacidades motoras, desde a tolerância de 1-2mm até 10p.m.[1] Para o conseguir, é necessário sair do âmbito dos movimentos da mão guiados proprioceptivamente para a arena do verdadeiro movimento guiado visualmente. Como tal, a visão não é utilizada apenas para localizar e posicionar a mão, sendo o movimento em si realizado por eventos motores pré-programados, guiados pela propriocepção. Em vez disso, a visão guia diretamente a mão através de toda a sua amplitude de movimento, utilizando o "feedback sensorial visual" para efetuar correcções a meio do percurso. Sob ampliação, não só estas capacidades perceptivas cognitivas são facilmente aprendidas, como também é possível reter os músculos da mão e do braço para se moverem em sequências de movimentos incrementais muito mais pequenas e precisas. Desde que as sequências reprogramadas sejam mantidas através de sessões de prática ocasionais. Embora essa retenção cognitiva e o recondicionamento das fibras musculares não possam ser realizados sem a prática com um microscópio, uma vez estabelecidas, as novas competências tornam-se um recurso indispensável para executar o movimento motor fino necessário na técnica microcirúrgica.[1]

Numa prática periodontal microcirúrgica totalmente desenvolvida, talvez 70-80% dos procedimentos microcirúrgicos periodontais típicos possam ser efectuados com o microscópio cirúrgico a 10-20X. O resto do procedimento pode ser efectuado com lupas sob 6-8X, utilizando capacidades motoras melhoradas, aprendidas e condicionadas durante as sessões de treino de microcirurgia. Estas capacidades motoras melhoradas que operam nos limites exteriores da acuidade visual distinta foram designadas por "capacidades motoras metascópicas".[1]

Apesar do seu custo significativo, da curva de aprendizagem relativamente longa associada à sua utilização, das frustrações durante a utilização, da necessidade ocasional de serem substituídas e da aparência peculiar para os doentes, as lupas ajudam todos os tipos de dentistas clínicos a produzir uma medicina dentária de maior qualidade. Ver melhor também significa diminuir o tempo de funcionamento. As lupas corretamente ajustadas também podem melhorar a postura durante a operação e reduzir as dores musculares nos ombros, pescoço e costas. Trabalhar sob ampliação é útil e os médicos devem considerar seriamente a adoção deste conceito.

A microcirurgia periodontal está a dar os primeiros passos, mas desempenhará um papel importante no futuro. Trata-se de uma competência que requer prática para atingir a proficiência. A pequena escala da microcirurgia apresenta um desafio especial em termos de destreza e perceção. A sua execução é sensível à técnica e mais exigente do que os procedimentos periodontais convencionais. À medida que os benefícios do microscópio se forem apercebendo, a sua aplicação será mais universal.

Existem muitas indicações em que a microcirurgia periodontal pode ser benéfica. Parece ser uma evolução natural para a especialidade de periodontia. A microcirurgia oferece novas possibilidades para melhorar os cuidados periodontais numa variedade de formas. Os seus benefícios incluem uma melhor estética, uma cicatrização rápida e um desconforto mínimo, bem como uma maior aceitação por parte dos pacientes.

O microscópio cirúrgico proporciona uma tríade microcirúrgica de iluminação, ampliação e um ambiente no qual as competências cirúrgicas podem ser aperfeiçoadas. A incorporação de instrumentos, suturas e agulhas mais pequenos neste ambiente deverá permitir aos médicos aumentar a precisão das suas competências. Apesar de não existirem estudos clínicos e de ser necessária investigação, a acuidade visual proporcionada pelo microscópio cirúrgico deverá melhorar as capacidades cirúrgicas do periodontista.

Para que os cirurgiões que efectuam cirurgia periodontal continuem a fazer jus à sua reputação de especialistas no manuseamento hábil de tecidos moles e duros, a proficiência em microcirurgia periodontal é uma necessidade. A acuidade visual melhorada proporcionada pela ampliação abre um mundo totalmente novo para aqueles que se esforçam e dedicam tempo para se tornarem competentes em princípios e procedimentos microcirúrgicos. A aplicação destes princípios aos procedimentos cirúrgicos periodontais existentes representa uma extensão desses procedimentos que é menos invasiva e traumática, com uma cicatrização mais rápida. Igualmente importante nesta época de maior consciencialização dos pacientes, a aceitação da microcirurgia por parte dos pacientes tem sido excelente.

Bibliografia

1) **Shenelec D.A. e Tibbetts L. S.** Uma perspetiva sobre o futuro da microcirurgia periodontal. Periodontologia 2000. 1996; 11: 58-64.

2) **James M. Belcher.** Uma perspetiva da microcirurgia periodontal. Int J Peri Rest Dent. 2001; 21: 191-196.

3) **Dennis A. Shenlec.** Microcirurgia periodontal. J Esthet Rest Dent.2003; 15: 402-408.

4) **Tibbetts L. S. e Shenelec D.A.** Microcirurgia periodontal. Dental Clinics of North America. 1998; 42(2): 339-359.

5) **Miller B. J.** Foco nas lupas. Br. Dent. J 1998; 185(10): 504-508.

6) **Richard Rubinstein.** A anatomia do microscópio cirúrgico e as posições de operação. Dental Clinics of North America. 1997; 41(3): 391-413.

7) **http://www.microdentistry.com/sutures.htm**

8) **Harrel S. K.** Uma abordagem cirúrgica minimamente invasiva para a regeneração periodontal: Técnica cirúrgica e observações. J Periodontol. 1999; 70: 1547-1557.

9) **Wickham J., Fitzpatric J. M.** "Minimally invasive surgery" [Editorial]. Br. J Surg. 1990; 77: 721- 722.

10) **Hunter J. G., Sackier J. M.** "Minimally invasive high tech surgery: Into the 21st century. In: Hunter J. G., Sackier J. M. eds. minimally invasive surgery. Nova Iorque; McGraw-Hill; 1993; 3-6.

11) **Harrel S. K.** Uma abordagem cirúrgica minimamente invasiva para o enxerto ósseo periodontal. Int. J Periodontics and Rest. Dent. 1998; 18: 161-169.

12) **Harrel S. K., Rees T. D.** Remoção de tecido de granulação em procedimentos cirúrgicos de rotina e minimamente invasivos. Compêndio Cont. Edu. Dent. 1995; 16: 960-967.

13) **Fleisher N., Waal H.** Bloom A. Regeneration of lost attachment apparatus in the dog using Vicryl absorbable mesh (Polyglactin 910). Int. J Periodontics and Rest. Dent. 1998; 8(2): 45-54.

14) **Becker W., Becker B. E.** Tratamento de defeitos itrabónicos mandibulares de 3 paredes através

de desbridamento com retalho e membranas de barreira de politetrafluoretileno expandido. Avaliação a longo prazo de 32 pacientes tratados. J Periodontol 1993; 64: 1138-1144.

15) **Wachtel H., Schenk G., Bohm S., Weng D., Zuhr O., Hurzeler M. B.** Retalho de acesso microcirúrgico e derivado da matriz de esmalte para o tratamento de defeitos intra-ósseos periodontais: um estudo clínico controlado. J Clin Periodontol. 2003; 30: 496-504.

16) **Stephen K. Harrel, Martha E. Nunn e Claire M. Belling.** Resultados a longo prazo de uma abordagem cirúrgica minimamente invasiva para enxerto ósseo. J Periodontol 1999; 70: 1558-1563.

17) **A Academia Americana de Periodontologia:** Glossário de termos periodontais, 6th Ed. Chicago 1992.

18) **Dennis A. Shanelec e Leonard S. Tibbets.** Academia Americana de Periodontologia: Terapia muco-gengival. Actas do workshop mundial de Periodontia de 1996. Ann Periodontol 1996; 1: 671.

19) **Miller P. D.** Uma classificação da recessão dos tecidos marginais. Int. J Periodontics and Rest. Dent. 1985; 5: 9.

20) Relatório de consenso. Terapia mucogengival. Ann Periodontology.1996; 1: 702-706.

21) **Burkhardt R., Lang N. P.** Cobertura de recessões gengivais localizadas: comparação de técnicas micro e macrocirúrgicas. J Clin Periodontol. 2005; 32: 287-293.

22) **Pierpaolo, Cortellini e Maurizio S. Tonetti.** Abordagem microcirúrgica à regeneração periodontal. Avaliação inicial numa coorte de casos. J Periodontol 2001; 72: 559-569.

23) **Luca Francetti. et al.** Microcirurgia periodontal: Relatório de 16 casos tratados consecutivamente pela técnica de auto-enxerto de papila livre rotacionada combinada com o retalho avançado coronalmente. Int J Periodontics Restorative Dent 2004; 24: 272-279.

24) **Luca Francetti. et al.** Tratamento microcirúrgico da recessão gengival: Um estudo clínico controlado. Int J Periodontics Restorative Dent 2005; 25: 181-188.

25) **Peter W.** O papel da microcirurgia plástica periodontal na estética facial oral. J Cali Dent Ass.

2002; 30(11): 831-837.

26) **Gordon J. Christensen.** Ampliação em medicina dentária. Ferramenta útil ou outro artifício? J American Dental Ass 2003; 134: 1647-1650.

27) **Forgie A. H., Pine C. M., Longbottom C. e Pitts N. B.** The use of magnification in general dental practice in Scotland - a survey report. J Dent. 1999; 27(7): 497-502.

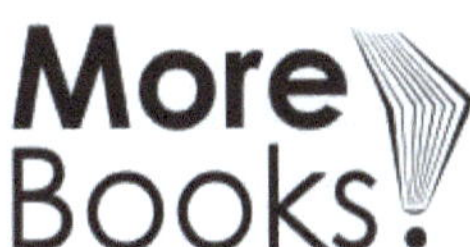

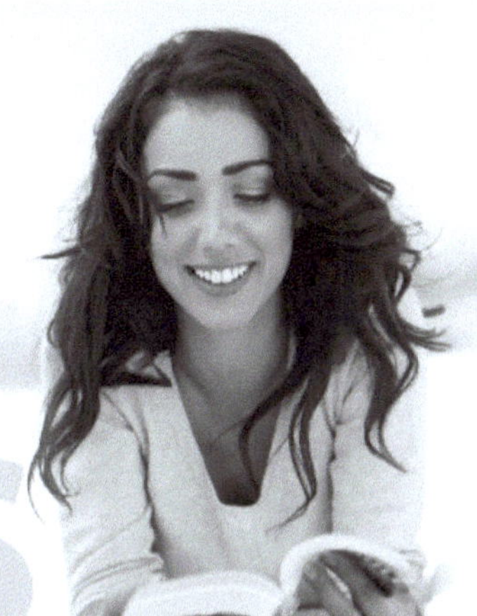

yes
I want morebooks!

Buy your books fast and straightforward online - at one of world's fastest growing online book stores! Environmentally sound due to Print-on-Demand technologies.

Buy your books online at
www.morebooks.shop

Compre os seus livros mais rápido e diretamente na internet, em uma das livrarias on-line com o maior crescimento no mundo! Produção que protege o meio ambiente através das tecnologias de impressão sob demanda.

Compre os seus livros on-line em
www.morebooks.shop

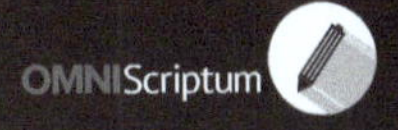

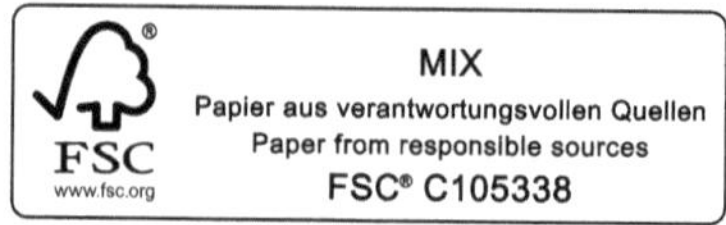

Printed by Books on Demand GmbH, Norderstedt / Germany